A Dieta Milagrosa dos Gr

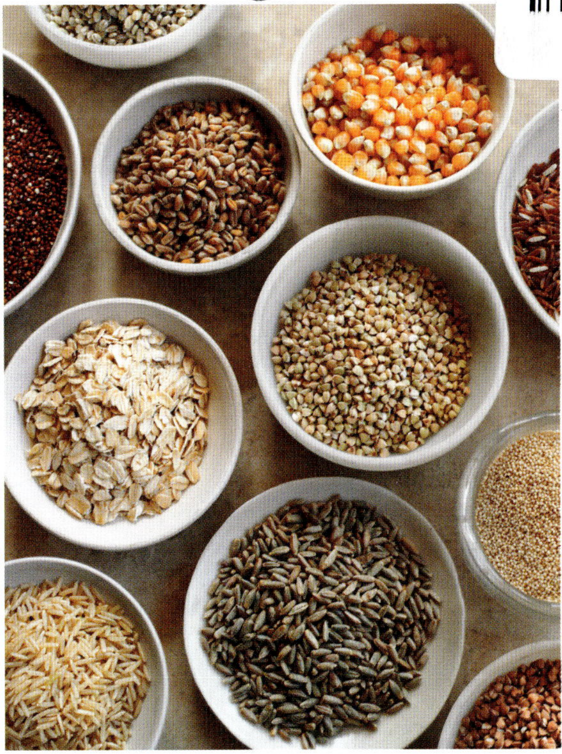

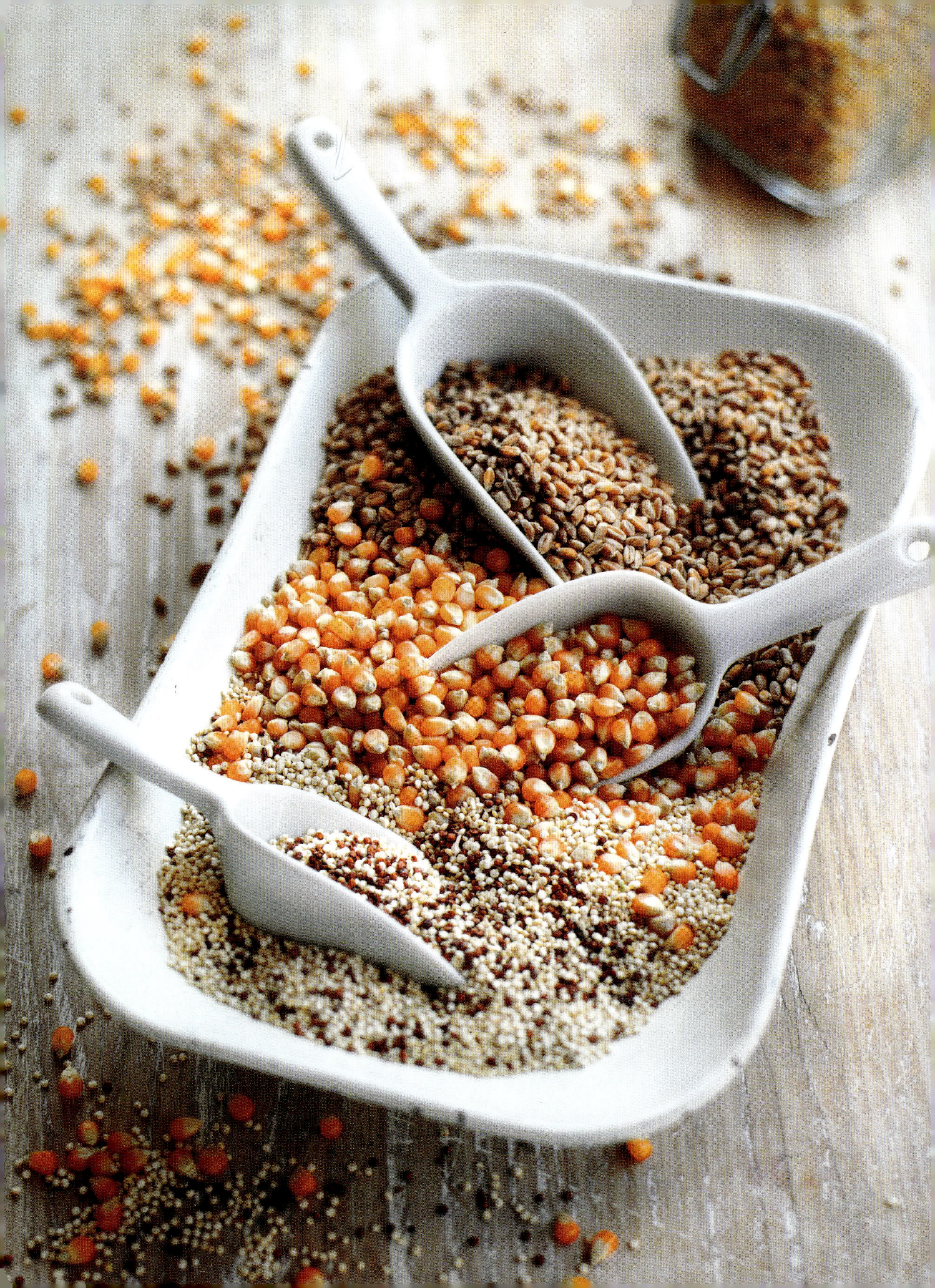

A Dieta Milagrosa dos Grãos

Perca peso e aumente a energia com uma alimentação saudável

Dra. Lisa Hark e
Dr. Darwin Deen

PUBLIFOLHA

Um livro da Dorling Kindersley
www.dk.com

Dedico este livro à memória do meu querido pai

Título original: *The Whole Grain Diet Miracle*

COORDENAÇÃO DO PROJETO: PUBLIFOLHA
Assistência editorial: Camila Saraiva
Coordenação de produção gráfica: Soraia Pauli Scarpa
Assistência de produção gráfica: Mariana Metidieri

PRODUÇÃO EDITORIAL: ESTÚDIO SABIÁ
Edição: Silvana Salerno
Tradução: Ana Carolina Mesquita
Preparação de texto: Valéria Braga Sanalios
Revisão: Bruno SR, Ceci Meira, Paola Morsello
Editoração eletrônica: Pólen Editorial

EDIÇÃO ORIGINAL: DORLING KINDERSLEY
Editora de projeto: Helen Murray
Projeto gráfico: Vicky Read
Editora de arte sênior: Anne Fischer
Fotografia: Kate Whitaker
Direção de fotografia: Luis Peral
Editora sênior: Shannon Beatty
Gerente editorial: Penny Waren
Gerente de arte: Marianne Markham
Diretor de arte: Peter Luff

Consulte um médico antes de iniciar qualquer tratamento mencionado neste livro.

Dados Internacionais de Catalogação na Publicação (CIP)
(Câmara Brasileira do Livro, SP, Brasil)

Hark, Lisa
A dieta milagrosa dos grãos : Perca peso e aumente a energia com uma alimentação saudável/ Lisa Hark, Darwin Deen ; [tradução Ana Carolina Mesquita]. – São Paulo : Publifolha, 2008.

Título original: The whole grain diet miracle.
ISBN 978-85-7402-906-1

1. Culinária (Grãos) 2. Grãos 3. Nutrição I. Deen, Darwin. II. Título.

08.03461 CDD-613.263

Índices para catálogo sistemático
1. Grãos da dieta : Promoção da saúde 613.263

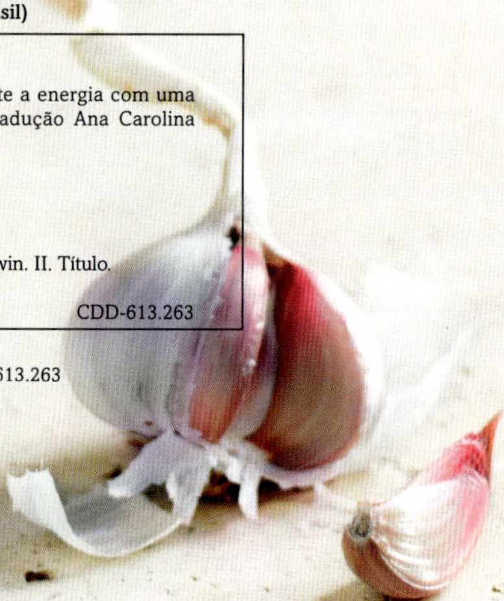

PUBLIFOLHA
Divisão de Publicações do Grupo Folha

Al. Barão de Limeira, 401, 6º andar
CEP 01202-900, São Paulo, SP
Tel.: (11) 3224.2186/ 2187/ 2197
www.publifolha.com.br

Este livro foi impresso pela gráfica Corprint, em maio de 2008, sobre papel couché fosco 115 g/m²

sumário

introdução

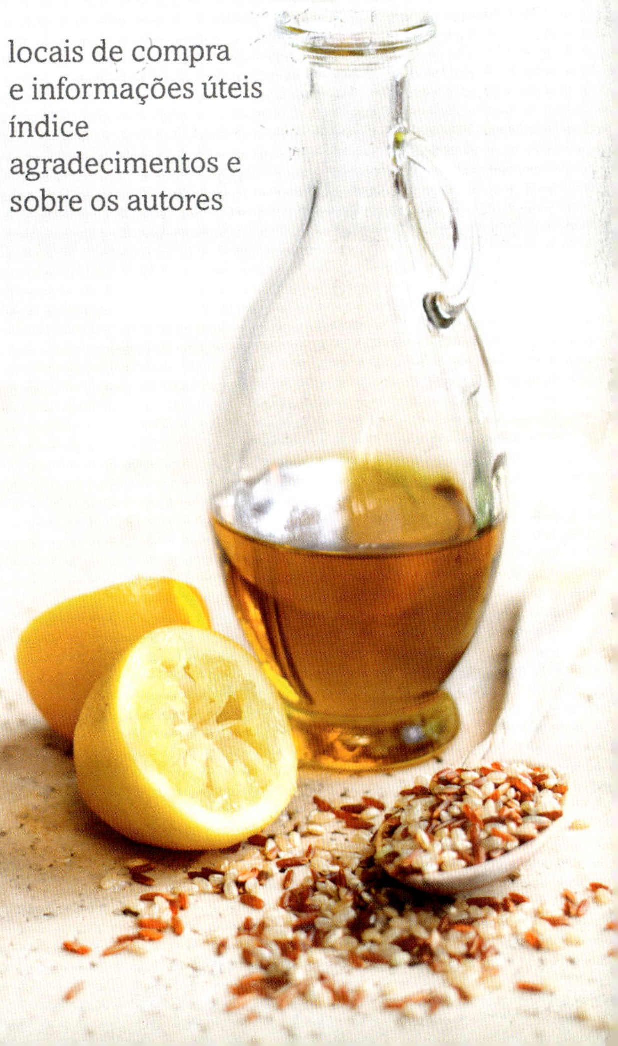

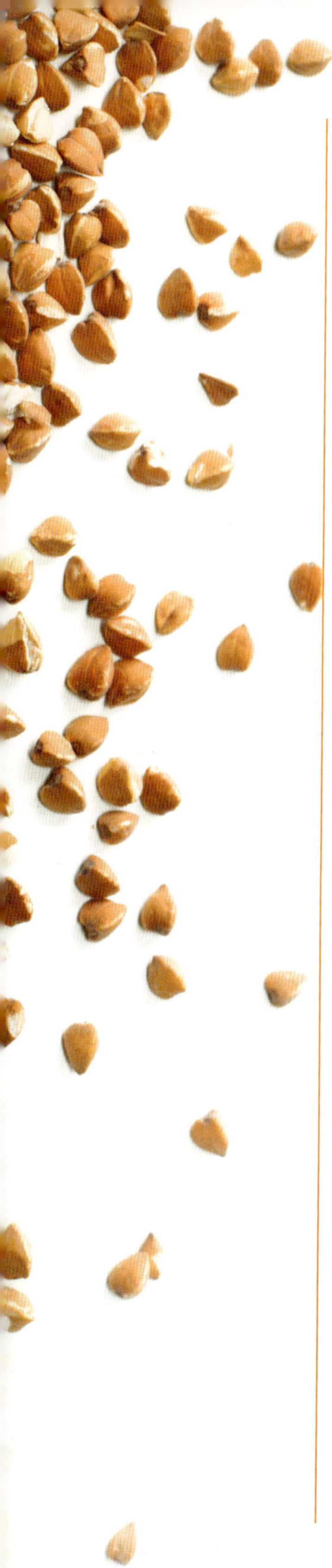

introdução

Pela primeira vez na história, é possível prescrever uma dieta para emagrecer que reúna uma quantidade substancial de benefícios para a saúde comprovados cientificamente. Comer grãos em sua forma integral ajuda não apenas a controlar o peso, mas também a reduzir a pressão arterial, os níveis de colesterol e o risco de doenças do coração, diabetes, derrame e câncer de cólon. O consumo de grãos integrais provou ser capaz de salvar vidas e reduzir taxas de mortalidade. Então, o que está esperando? É mais fácil do que você imagina.

O que são grãos integrais?

São os grãos na forma como são encontrados na natureza, com suas três partes completas: casca, endosperma e germe. A casca externa, também chamada de farelo, possui diversas camadas e fornece a maior parte das fibras, bem como vitaminas do complexo B, minerais, antioxidantes e fitoquímicos. O endosperma, ou camada intermediária, é a maior parte do grão e contém proteínas, carboidratos e algumas vitaminas. O germe, ou camada interna, é rico em vitaminas, minerais, gorduras insaturadas, fitoquímicos e antioxidantes que são diferentes dos presentes em frutas e legumes e só se encontram nos grãos integrais.

Quais são as funções de tais vitaminas e minerais?

- **Tiamina** (vitamina B1): ajuda a transformar o alimento em energia. Auxilia o funcionamento do coração e dos sistemas nervoso e digestório.
- **Riboflavina** (vitamina B2): é necessária para a liberação da energia contida nos carboidratos. Ajuda a digerir gordura e a proteger o sistema nervoso.
- **Niacina** (vitamina B3): facilita o processo de liberação de energia dos alimentos e pode auxiliar na redução do colesterol.
- **Folato**: vitamina do complexo B, vital para a formação de glóbulos vermelhos. Reduz o risco de anomalias congênitas e pode diminuir a incidência de doenças cardíacas.
- **Ferro**: mineral essencial, é um dos componentes da hemoglobina, que transporta oxigênio para as células.
- **Fósforo**: mineral imprescindível para ossos e dentes. É também fundamental para a produção de energia.
- **Cálcio**: mineral indispensável para o fortalecimento dos ossos. Possui um papel importante nas contrações musculares e na coagulação sangüínea.

- **Magnésio:** mineral que ajuda a relaxar os músculos, vital para a saúde do coração e do sistema nervoso.
- **Cobre:** mineral importante para o desenvolvimento de ossos e dentes e para o funcionamento do coração, além de proteger as células de danos químicos, uma vez que atua como antioxidante. Também auxilia na formação dos glóbulos vermelhos.
- **Manganês:** sal mineral necessário para que o organismo sintetize carboidratos, proteínas e gorduras. Acredita-se que ele também esteja ligado ao equilíbrio dos níveis de açúcar no sangue.
- **Selênio:** antioxidante que protege as células contra os danos causados pelos radicais livres, que podem levar a doenças cardíacas. Fortalece a imunidade do corpo e acredita-se que possui propriedades anticancerígenas.

> Grão integral é a semente completa de um vegetal, composta de casca (farelo), endosperma e germe.

Quais são os benefícios dos antioxidantes e dos fitoquímicos?

Os antioxidantes são substâncias naturalmente presentes nos alimentos que ajudam a neutralizar os danos causados pelos radicais livres, resultantes do processo metabólico normal. Se o suprimento de antioxidantes do corpo for insuficiente, o risco de desenvolver doenças do coração ou câncer aumenta. Entre as fontes de antioxidantes estão as vitaminas A, C e E e os minerais cobre, selênio e zinco. Os grãos integrais possuem diversos antioxidantes exclusivos.

Os fitoquímicos são substâncias naturais que os vegetais produzem para se proteger de vírus e bactérias. Acredita-se que sejam também capazes de auxiliar na imunidade do corpo humano, protegendo-o contra doenças cardíacas, câncer e diabetes. A melhor forma de incluir fitoquímicos na dieta é consumir alimentos naturais e não refinados, como grãos integrais, feijão, frutas e legumes. O farelo e o germe dos grãos integrais são ricos em fitoquímicos.

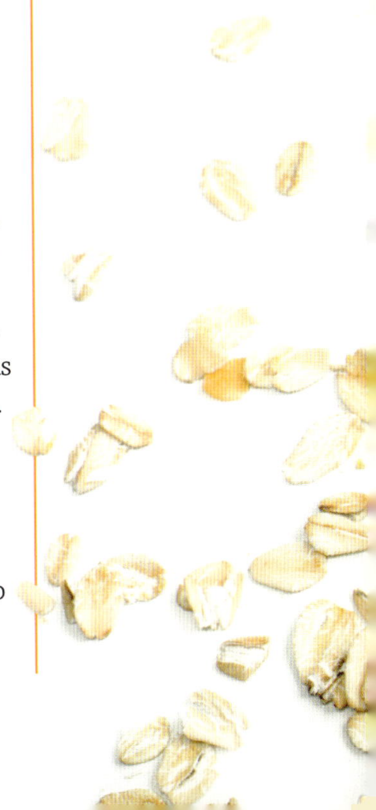

Como os grãos são refinados?

Os grãos perdem o farelo e o germe durante o processo de moagem – geralmente usado para produzir farinha branca –, restando apenas o endosperma. Sem o farelo e o germe, sobra pouquíssima fibra. O refinamento também reduz em 25% a quantidade de proteínas. Além disso, remove 17 nutrientes fundamentais e a maioria dos fitoquímicos e antioxidantes, o que torna os produtos refinados uma alternativa pouco saudável para a alimentação. Entretanto, por aumentar o tempo de validade do produto, o refinamento é bastante usado pela indústria alimentícia. Embora os fabricantes costumem enriquecer ou fortificar os refinados com alguns nutrientes ausentes, isso não substitui a grande quantidade perdida de vitaminas, minerais e fibras. Além disso, os componentes do grão integral (germe, endosperma e farelo) trabalham juntos; essa interação é eliminada com o refinamento.

Por que os grãos integrais fazem tão bem?

Os grãos integrais são ricos em fibras, vitaminas, minerais, antioxidantes e fitoquímicos. Cerca de 80 estudos científicos mostraram que a ingestão de grãos integrais pode ajudar a controlar o peso e a reduzir o risco de doenças do coração, derrames, diabetes e câncer. Esses benefícios provavelmente se devem à redução da pressão sangüínea e dos níveis de colesterol, bem como à diminuição da resistência à insulina. Os grãos integrais saciam a fome e refreiam os picos do nível de açúcar no sangue, que estimulam o apetite. Na seção "Benefícios para a saúde", descrevemos vários estudos que sustentam tais afirmações (*ver pp. 10-27*).

As receitas e os planos nutricionais deste livro irão ajudá-lo a comer no mínimo três porções de grãos integrais por dia.

Quanto é preciso ingerir para adquirir esses benefícios?

Os nutricionistas recomendam o consumo de três a cinco porções de grãos integrais por dia. (Cada porção equivale a 30 g ou a uma fatia de pão de grãos.) A maioria das pessoas consome menos de uma porção por dia, às vezes nem isso. As receitas e os planos nutricionais deste livro oferecem idéias de cardápios deliciosos que o ajudarão a comer no mínimo três porções de grãos diariamente. As páginas 66-67 oferecem conselhos e dicas sobre como empreender a dieta e como passar gradualmente a consumir grãos integrais.

Qual é a diferença entre grãos integrais e fibras?

Embora ambos sejam saudáveis, não são a mesma coisa. É importante ressaltar que o fato de um alimento ser rico em fibras não significa que ele seja uma boa fonte de grãos. Portanto, observar apenas o conteúdo fibroso não é a melhor maneira de determinar se o alimento é ou não uma boa fonte de grãos. Por exemplo, os cereais integrais matinais, como aqueles à base de trigo, possuem menos fibras do que os cereais de farelo, que contêm farelo de trigo concentrado.

Qual é a diferença entre fibras solúveis e insolúveis?

Os grãos integrais são ricos tanto em fibras solúveis quanto em insolúveis. Ambas são importantes para a digestão. As fibras solúveis, encontradas na aveia, na cevada e no centeio, bem como nos legumes, no feijão e nas frutas cítricas, diminuem a velocidade da quebra de glicose e de sua absorção, o que possivelmente acarreta a redução dos níveis de açúcar no sangue. Isso pode explicar por que pessoas que consomem grãos integrais diariamente apresentam risco menor de desenvolver diabetes tipo 2. Durante a digestão, as fibras solúveis formam uma substância gelatinosa que retém os ácidos biliares, necessários para a absorção do colesterol. Se consumido em quantidade suficiente, esse tipo de fibra ajuda a diminuir o colesterol no sangue, e por isso o consumo de grãos integrais reduz o risco de doenças cardíacas.

As fibras insolúveis, encontradas no trigo e no arroz integrais e nos vegetais folhosos, não são facilmente dissolvidas em água e, portanto, não são digeridas nem absorvidas pelo organismo. Elas ajudam a manter o trato gastrintestinal limpo, pois promovem evacuações intestinais regulares. Por isso, consumir fibras insolúveis ajuda prevenir o câncer de cólon e outras doenças gastrintestinais *(veja pp. 24-25 para mais informações)*.

Se sou alérgico a glúten, posso consumir grãos integrais?

Se você tem doença celíaca ou precisa eliminar o glúten da dieta, evite todos os tipos de trigo (trigo para quibe, em grãos, em forma de farinha, trigo duro, espelta ou trigo vermelho, semolina de trigo, triguilho e triticale), além de aveia, centeio e cevada. Atenção ao ler as embalagens: a não ser que o produto diga especificamente que não contém glúten, deve-se considerar que o glúten está presente. Dependendo dos sintomas, pode ser necessário eliminar completa ou parcialmente esses grãos da dieta. Converse com seu médico sobre isso. Porém, mesmo sendo alérgico a glúten, não é preciso eliminar todos os cereais integrais da dieta, pois existem vários outros grãos nutritivos e ricos em fibras que não possuem essa substância, como arroz, trigo-sarraceno, amaranto, milho e quinua.

Seu manual completo de grãos integrais

Este livro oferece conselhos sobre como comprar, armazenar, cozinhar e consumir grãos integrais. Descrevemos cereais comuns (cevada, trigo-sarraceno, milho, painço, aveia, arroz, centeio e trigo) e outros não tão comuns (amaranto, farro, triguilho, quinua, sorgo, espelta ou trigo-vermelho, teff e triticale), com suas propriedades nutricionais. Além disso, oferecemos uma dieta de quatro semanas com idéias deliciosas para os cardápios e 50 receitas que vão ensiná-lo a incorporar os cereais integrais em seu estilo de vida saudável.

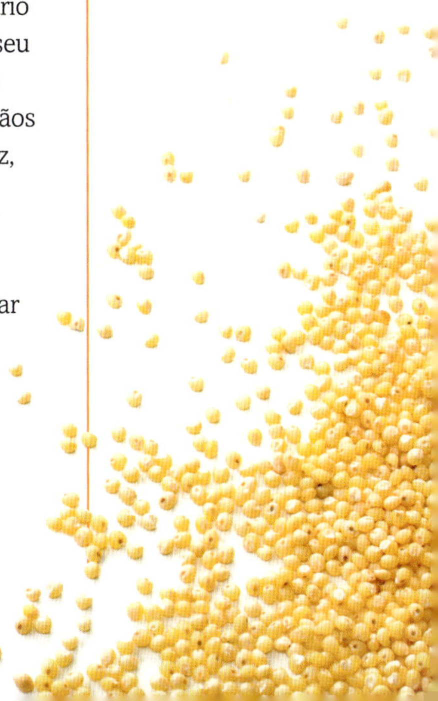

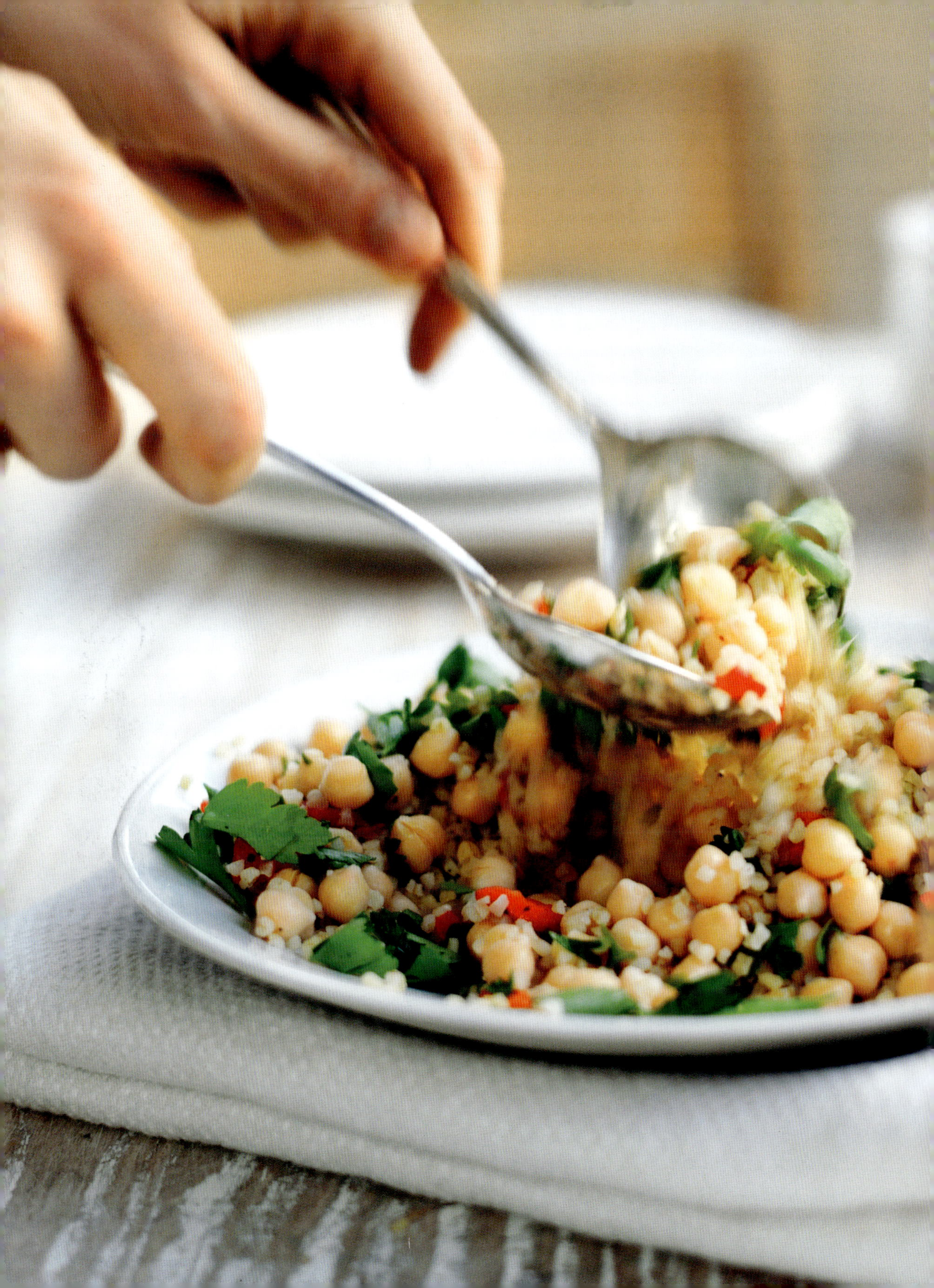

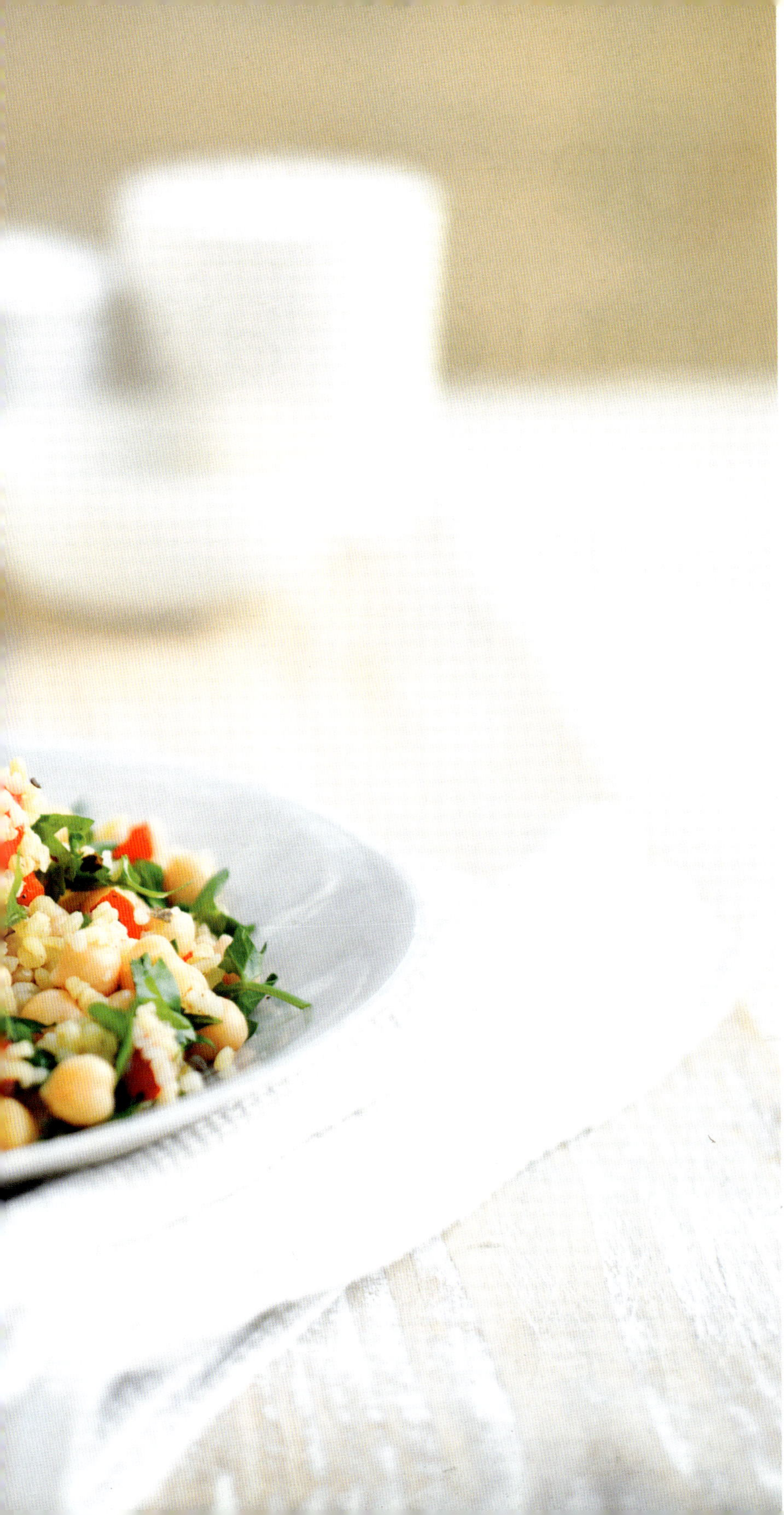

benefícios para a saúde

por que comer grãos integrais?

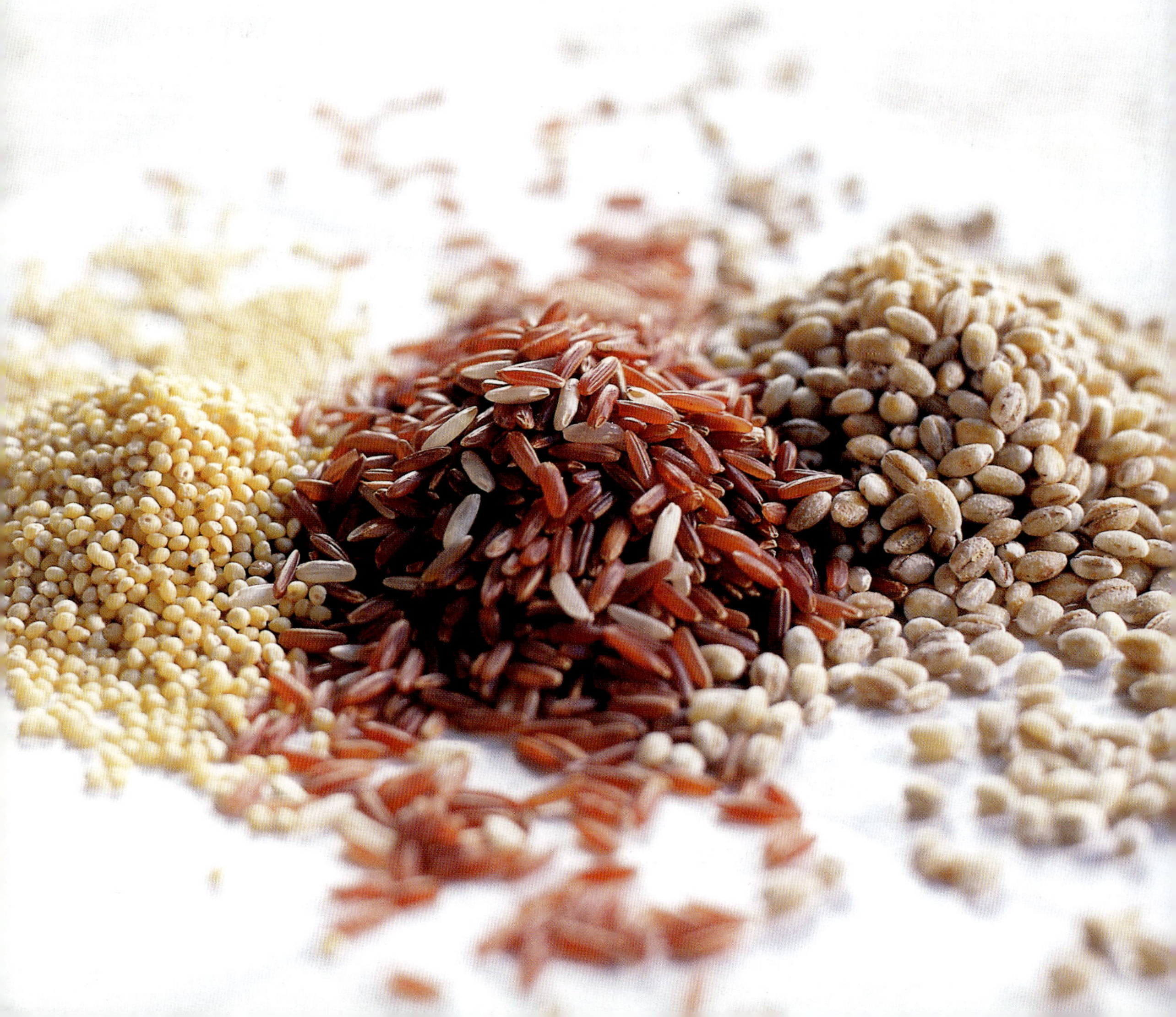

os grãos integrais fazem bem à saúde

1 Ao contrário dos grãos refinados, os cereais integrais são fonte de fibras, vitaminas, minerais, antioxidantes (que previnem doenças) e fitoquímicos. Um grande número de estudos já identificou diversos benefícios significativos para a saúde decorrentes de seu consumo, e as pesquisas não param: boas novas surgem constantemente.

2 Uma dieta de grãos integrais é eficaz para a perda de peso a longo prazo. Os cereais possuem altos níveis de fibra e baixo índice glicêmico (IG). Isso significa que não provocam aumentos súbitos nos níveis de açúcar no sangue, mantendo o nível de insulina baixo. Portanto, menos gordura é armazenada, e você sente menos fome entre as refeições.

3 Estudos mostram que a grande quantidade de fibras e as propriedades protetoras dos antioxidantes presentes nos grãos integrais podem diminuir de 20% a 40% o risco de câncer no pâncreas, estômago e cólon, bem como o de câncer de mama, útero e ovários.

4 O consumo de grãos integrais pode diminuir o risco de doenças cardíacas – uma das principais causas de morte no Brasil. Pesquisas comprovam que, se consumidos diariamente, os grãos são capazes de diminuir a pressão arterial, além de baixar o "colesterol ruim" e aumentar o "colesterol bom". Isso contribui para a redução, e possível prevenção, do risco de doenças cardíacas.

5 Quando consumidos regularmente, os grãos ajudam a evitar o desenvolvimento de diabetes tipo 2, além de desempenhar um papel importante no tratamento de diabéticos. A fibra presente nos grãos integrais pode aumentar (ou ajudar a controlar) o nível de sensibilidade à insulina, reduzindo assim o risco de desenvolver a intolerância glicêmica, ou "pré-diabetes".

6 A fibra dos grãos integrais é benéfica para quem sofre de problemas gastrintestinais. O consumo de grãos ricos em fibras ajuda a aliviar o desconforto causado por constipação e hemorróidas. Se você apresenta doença celíaca, a inclusão de grãos integrais sem glúten em sua dieta pode evitar reações inflamatórias.

FATOS

Nove em cada dez adultos não ingerem as três porções diárias de grãos integrais recomendadas.

•

Um em cada três adultos não come sequer uma porção de grãos integrais por dia.

•

As pessoas que consomem grãos integrais tendem a comer menos e a emagrecer.

•

Uma única porção de grãos integrais por dia é suficiente para reduzir a pressão sangüínea, baixar o colesterol "ruim" e elevar o colesterol "bom".

•

É possível reduzir de 20% a 40% o risco de doenças como o diabetes tipo 2 e alguns tipos de câncer consumindo grãos integrais regularmente.

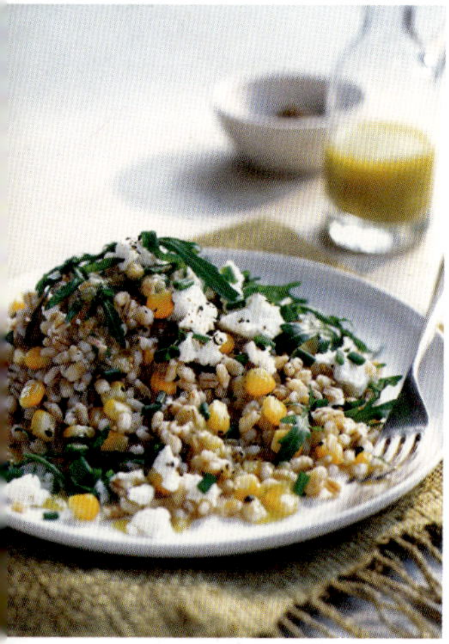

salada de milho verde, cevadinha e rúcula com queijo de cabra
(*ver pp. 96-7*).

controle do peso

Apesar da popularidade recente das dietas com pouco carboidrato, os nutricionistas sempre enfatizaram que nem todos os carboidratos são ruins para o controle de peso. Na realidade, nos últimos dez anos inúmeros estudos documentaram a relação entre o consumo de cereais integrais e a redução do risco de obesidade. Pesquisas indicam que nos países onde existe maior consumo de fibras os índices de obesidade são menores. Também se evidenciou que o consumo de fibras no café-da-manhã está relacionado a menores índices de massa corporal (IMC).

As fibras e a redução do apetite

As pessoas que consomem grãos integrais com regularidade tendem a comer menos, e provavelmente por isso pesam menos. Uma pesquisa recente com mulheres concluiu que as "que consumiam mais grãos integrais pesavam consideravelmente menos do que aquelas que não o faziam". Isso pode ser explicado, em parte, pelo fato de os cereais integrais serem uma fonte de fibra excelente, uma vez que, segundo estudos, o alto consumo de fibras está relacionado à saciedade. Além disso, os grãos integrais possuem um teor de proteínas mais elevado do que os grãos refinados e, como a digestão de proteínas é mais lenta que a de carboidratos, a sensação de saciedade aumenta.

As pesquisas indicaram ainda que quem consome grãos integrais no café-da-manhã come menos no almoço e no jantar. Segundo outro estudo, a ingestão de uma refeição à base de leite e cereais integrais duas vezes por dia, somada a um almoço saudável, é tão eficiente para a perda de peso quanto substituir uma refeição por um shake dietético. De acordo com o US National Weight Control Registry, uma pesquisa em andamento sobre pessoas que perderam peso e o mantiveram, 80% delas toma café-da-manhã. Portanto, se você costuma pular essa refeição, é hora de parar. Mesmo que não seja o seu caso, aproveite a oportunidade para inserir grãos integrais na dieta.

Calorias e dietas com pouca gordura

A densidade calórica de um alimento é dada pela sua quantidade de gordura, fibras e água. Os grãos integrais possuem bastante fibra e pouca gordura, portanto têm baixa densidade calórica. Isso significa que você pode consumi-los em grande quantidade e sentir-se mais saciado mesmo ingerindo poucas calorias.

Vários estudos demonstraram que as dietas com menor densidade calórica estão associadas à redução do consumo de calorias. Nutricionistas provaram que se perde mais peso com uma dieta rica em fibras e pobre em gorduras do que com uma dieta somente pobre em gorduras. É que esta última não proporciona a sensação de saciedade fornecida pelas fibras.

Insulina: o hormônio da fome

A insulina, um hormônio secretado pelo pâncreas, é responsável pelo transporte de açúcar do sangue até as células. O nível alto de insulina no sangue também é responsável pelo aumento da fome, pois isso significa que os níveis de glicose na corrente sangüínea estão baixos.

A ingestão de açúcar e carboidratos estimula a produção de insulina. Assim, as dietas de baixo carboidrato se tornaram um método extremamente popular de induzir a perda rápida de peso. Segundo essas dietas, ao reduzir o consumo de carboidratos, a produção de insulina diminui, amenizando o apetite e facilitando o emagrecimento. Embora a teoria esteja correta, as conseqüências que as dietas com poucos carboidratos podem trazer para a saúde ainda são desconhecidas. O mais preocupante é que elas podem ser inclusive prejudiciais, principalmente para os rins.

> Quanto mais tempo você seguir esta dieta, melhor, pois conseguirá emagrecer e manter o peso.

Entretanto, uma dieta à base de alimentos com baixo IG (índice glicêmico) e rica em grãos integrais pode ser tão eficaz para o emagrecimento quanto a maioria das dietas com pouco carboidrato – porém sem riscos para a saúde. Como são ricos em fibras, os grãos integrais têm IG baixo, provocando pouca alteração nos níveis de açúcar no sangue. As fibras reduzem a absorção do açúcar dos carboidratos pelo sangue, o que diminui os níveis de insulina. Isso, por sua vez, faz o corpo armazenar menos gordura e você sentir menos fome entre as refeições.

Controle de peso a longo prazo

O consumo de grãos integrais é uma maneira saudável e eficaz de controlar o peso a longo prazo. Em uma pesquisa recente feita com homens que não estavam se esforçando para emagrecer, quanto maior era o consumo de cereais integrais, maior era a perda de peso. Após oito anos, o peso dos participantes havia diminuído aproximadamente um quilo para cada 40 g de grãos integrais consumidos ao dia. Resumindo: o peso que se perde com uma dieta à base de grãos integrais é mantido, pois ela se torna cada vez mais eficiente à medida que você a segue.

RESUMO

As pessoas que consomem grãos integrais tendem a comer menos, e por isso são mais magras.

•

Algumas pesquisas indicam que o aumento do consumo de grãos integrais no café-da-manhã faz que se coma menos no almoço e no jantar.

•

Os grãos integrais são ricos em fibras e possuem baixo IG, portanto não alteram de forma brusca os níveis de açúcar no sangue.

•

A densidade calórica dos grãos integrais é baixa. Portanto, é possível consumi-los em grande quantidade e ainda assim ingerir poucas calorias.

•

A dieta à base de grãos integrais é uma maneira eficaz de controlar e manter o peso, pois ela funciona melhor a longo prazo.

•

Alguns estudos demonstraram que quanto mais grãos integrais você consome, mais peso perde ao longo do tempo.

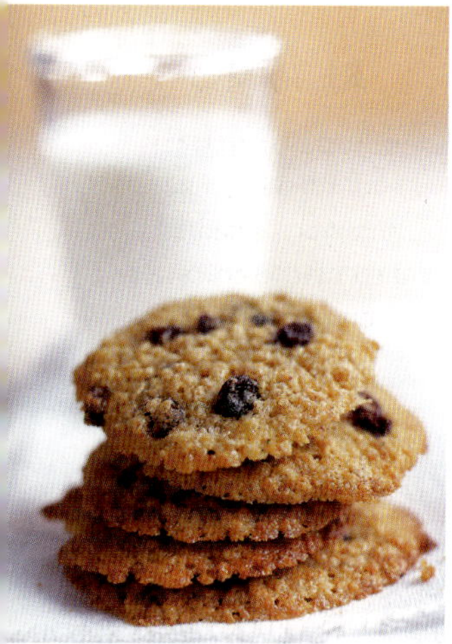

biscoitos de aveia e passas *(ver pp. 150-1).*

doenças cardíacas

As doenças cardíacas são a primeira causa por morte no Brasil e em muitos países do mundo. Além disso, é uma das principais causas de mortes prematuras. Cerca de 400 mil pessoas morrem por ano no Brasil por problemas relacionados ao coração. Milhões de pessoas sofrem desse mal em todo o mundo. A alimentação e o estilo de vida podem reduzir a probabilidade de se desenvolver problemas do coração como doença coronariana (aterosclerose), derrame ou acidente vascular cerebral (AVC), angina e ataque cardíaco.

A prevenção é o segredo

Nos últimos 20 anos, a conscientização pública da importância de uma dieta balanceada e dos exercícios físicos fez aumentar o diagnóstico precoce de doenças cardíacas. Além disso, possibilitou um combate mais agressivo a fatores de risco como pressão e colesterol altos, o que levou a uma queda do número de mortes causadas por essas doenças. Esse número, entretanto, continua alto, o que significa que a prevenção deve permanecer uma prioridade.

Reduzindo o risco de desenvolver doenças cardíacas

Vários fatores podem aumentar o risco de desenvolver uma doença cardíaca; se alguns não podem ser controlados, outros podem. Fatores como idade, sexo e herança genética não podem ser alterados, mas é possível reduzir seus impactos com uma dieta adequada e exercícios regulares. Adotando um estilo de vida mais saudável – o que inclui alimentar-se corretamente, controlar o peso e a pressão arterial, ser ativo e evitar o cigarro –, é possível reduzir o risco de desenvolver doenças cardíacas e até mesmo preveni-las.

Principais fatores de risco para doenças cardíacas:

- Níveis elevados de LDL (colesterol "ruim")
- Níveis totais de colesterol elevados
- Baixos níveis de HDL (colesterol "bom")
- Diabetes tipo 2
- Consumo de cigarro e exposição à sua fumaça
- Pressão alta
- Histórico familiar de alguma doença cardíaca prematura
- Idade (homens acima de 45 anos; mulheres acima de 55 anos)
- Obesidade (Índice de Massa Corpórea acima de 30)
- Sedentarismo

Os grãos integrais e as doenças cardíacas

Uma pesquisa sobre a relação entre o consumo de fibras e o risco de doenças cardíacas descobriu que, nos homens, a chance de vir a ter um ataque do coração depende da quantidade de fibras consumidas por dia. No grupo que consumiu mais fibras (cerca de 30 g por dia), o risco foi quase metade do apresentado pelo grupo de controle, que ingeria apenas 12 g. É importante ressaltar que as fibras presentes nos cereais, especificamente, são as mais relacionadas à redução de riscos de ataques do coração.

Pesquisadores descobriram que a ingestão de aveia e trigo-sarraceno está relacionada à menor possibilidade de pressão e colesterol altos, respectivamente. Uma única porção diária de 85 g de cada cereal bastou para reduzir a pressão arterial – bem como o colesterol total e o LDL – e aumentar o HDL. Outro estudo, que analisou a dieta de mulheres entre 55 e 69 anos, descobriu que quanto maior a ingestão de grãos integrais, menor o risco de doenças cardíacas e, inversamente, quanto maior o consumo de grãos refinados, maiores as chances de doenças cardíacas. Outra pesquisa analisou em que medida os grãos integrais, o farelo e o germe são capazes de reduzir o risco de doenças do sistema cardiovascular.

> Estudos indicam que quanto maior o consumo de grãos integrais, menor o risco de desenvolver doenças cardíacas.

Os resultados foram semelhantes: o consumo de grãos integrais reduz a possibilidade de desenvolver doenças cardíacas. O mesmo vale para o contrário: quem ingere menos cereais apresenta os maiores riscos. Tal relação foi ainda mais intensa no caso do farelo, o que sugere que talvez ele concentre os componentes mais ativos no combate às doenças cardíacas.

Orientação nutricional

Juntos, esses estudos, além de muitos outros, evidenciam de forma clara os benefícios dos grãos integrais no combate às doenças cardíacas. É importante lembrar, entretanto, que para isso o consumo de gorduras saturadas e colesterol (carnes gordurosas, manteiga, queijos, creme de leite, leite integral etc.) também deve ser limitado. Substitua as gorduras saturadas por alimentos ricos em gorduras monoinsaturadas (azeite, nozes, abacate), poliinsaturadas (peixes gordos, óleos vegetais, sementes) e vegetais (feijão, legumes, grãos integrais).

RESUMO

Com a adoção de um estilo de vida mais saudável – incluindo alimentação correta, controle do peso e da pressão arterial e exercícios físicos regulares –, é possível reduzir, e até prevenir, o risco de doenças cardíacas.

•

Substitua as gorduras saturadas pelas monoinsaturadas (encontradas no azeite, nas nozes e nas castanhas) e pelas poliinsaturadas (encontradas em peixes gordos e óleos vegetais).

•

Diversos estudos mostram que quanto menor o consumo de grãos integrais (e maior o consumo de grãos refinados), maior o risco de desenvolver doenças cardíacas.

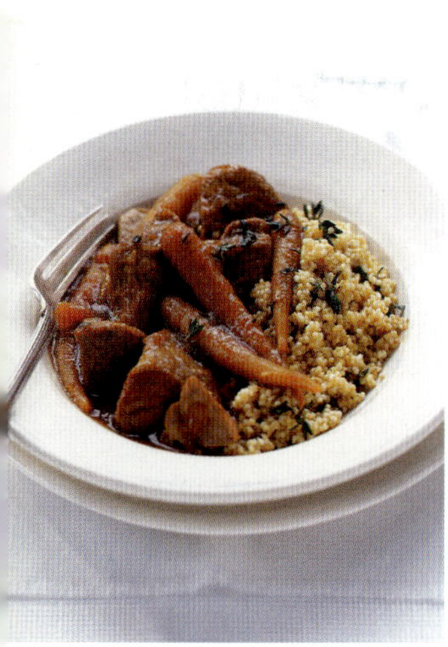

ensopado de vitela com painço, minicenouras e tomilho (*ver pp. 128-9*).

câncer

Sob a denominação genérica de câncer está um grupo de doenças caracterizadas pelo crescimento e expansão descontrolados de células anormais. Embora as taxas de mortalidade provocadas pelo câncer tenham diminuído, ele está entre as três principais causas de morte em todas as faixas etárias, exceto as de crianças na idade pré-escolar. Existem vários tipos de câncer. A doença pode afetar tanto órgãos (como o cólon ou a próstata) quanto tecidos (como o sangue ou os ossos).

O papel dos fatores externos

Muito se tem estudado para tentar desvendar as relações entre dieta e os diversos tipos de câncer. Infelizmente, pelo fato de o câncer ser resultado de um processo extremamente complicado que se desenvolve com o tempo, os cientistas não conseguiram determinar ainda suas causas exatas. Estudos mais antigos, porém, conseguiram identificar a relação entre o risco de câncer e determinados fatores ambientais, como por exemplo os altos níveis de gordura na dieta de certas populações.

Acredita-se que milhares de pessoas poderiam evitar o desenvolvimento de um câncer com a adoção de um estilo de vida saudável. As pesquisas também sugerem que cerca de um terço das mortes por câncer nos Estados Unidos esteja associado a nutrição deficiente, sedentarismo e obesidade. Outros estudos indicam que pessoas obesas apresentam risco maior de desenvolver câncer. Os tipos mais freqüentemente associados ao excesso de peso em mulheres são os de mama, útero, colo uterino e ovário; em homens, são os de próstata, de estômago e colorretal.

Uma relação complicada

O consumo de grãos integrais pode ajudar a reduzir o risco de alguns tipos de câncer, mas os motivos ainda não estão claros. Isso porque costuma-se focar o consumo de fibras (e não especificamente de grãos) – que podem ser encontradas em diversos alimentos, inclusive cereais integrais, mas também em frutas e legumes. Todos os alimentos ricos em fibras são saudáveis, portanto fica difícil determinar qual grupo (ou qual alimento) exerce determinado efeito no desenvolvimento do câncer. Além disso, a relação entre ingestão de fibra e câncer em diferentes tecidos é complexa e ainda há muitas pesquisas a respeito em andamento. O consumo regular de grãos integrais parece ajudar a prevenir o desenvolvimento de cânceres, mas ainda não se sabe o porquê.

O consumo de fibras e o câncer

Segundo alguns estudos, o consumo de fibras ajuda a reduzir o risco de cânceres do trato gastrintestinal (como os de cólon, de estômago etc.). Uma possível explicação para isso é que, como as fibras (presentes em grãos integrais, por exemplo) aumentam o volume do bolo fecal e reduzem seu tempo de trânsito nos intestinos (fazendo-o ir ao banheiro mais cedo), haveria uma diminuição da exposição das células intestinais às substâncias químicas cancerígenas encontradas em nossa dieta.

Diversas pesquisas apontam a relação entre o consumo de grãos integrais e o risco de determinados tipos de câncer. Por exemplo, dois estudos independentes concluíram que o aumento da ingestão de fibras pode diminuir de 20% a 40% os riscos de câncer de cólon, reto, pâncreas e estômago.

Os fitoquímicos e o câncer

Algumas pesquisas americanas demonstraram que as mulheres que consomem cereais integrais diariamente apresentam menor propensão a desenvolver câncer de útero e ovário. Houve uma diminuição de 40% de casos de câncer uterino em mulheres que consumiam de uma a duas porções diárias de grãos, em comparação às que não os ingeriam. Alguns pesquisadores acreditam que tal efeito protetor se deve à ação dos fitoestrógenos (derivados vegetais que possuem funções e propriedades farmacológicas semelhantes às do estrogênio humano), os quais estão presentes nos grãos integrais, mas não necessariamente nas fibras.

Acredita-se que eles protejam os tecidos sensíveis hormonais, como as mamas e o útero, por ligarem-se a receptores de estrógeno, bloqueando a ligação natural do estrógeno. Segundo essa teoria, a presença de grande quantidade de estrógenos naturais seria uma das causas de determinados tipos de câncer. Ainda não se sabe exatamente como os grãos integrais exercem essa proteção e o quanto ela é poderosa.

As pesquisas continuam

Ainda não se descobriu se são as fibras presentes nos grãos integrais ou os fitoquímicos e antioxidantes que protegem as células do corpo. É importante determinar tais mecanismos, uma vez que cada grão possui componentes diferentes que proporcionam benefícios específicos para a saúde. Por exemplo, em uma pesquisa conduzida por S. van Rensburg em 1981 em diferentes lugares do mundo, descobriu-se que nas regiões onde o sorgo ou o painço eram consumidos o índice de câncer de esôfago era menor do que naqueles onde o trigo e o milho eram mais populares. O estudo provou que o risco de câncer de esôfago estava relacionado a deficiências nutricionais que podem ser prevenidas pelo consumo de sorgo ou painço.

RESUMO

Milhões de pessoas no mundo poderiam evitar o desenvolvimento de câncer com a adoção e a manutenção de um estilo de vida saudável.

•

Estudos mostraram que as pessoas obesas apresentam maior risco de desenvolver câncer.

•

O consumo diário de grãos integrais é capaz de reduzir de 20% a 40% o risco de câncer colorretal, de pâncreas e de estômago.

•

As mulheres que consomem grãos integrais diariamente são menos propensas a desenvolver câncer de útero e ovário.

•

Uma pesquisa mostrou que os nutrientes provenientes do sorgo e do painço podem auxiliar na prevenção do câncer de esôfago.

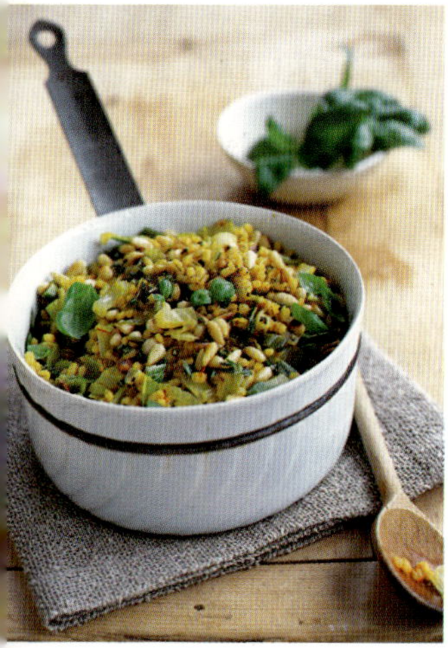

cevadinha com alho-poró e erva-doce (*ver pp. 132-3*).

diabetes tipo 2

O diabetes é definido pelo aumento anormal do nível basal de açúcar ou glicose no sangue. Os tipos mais comuns de diabetes são o 1 e o 2. O tipo 1 se desenvolve subitamente devido a uma reação auto-imune. Os diabéticos do tipo 1 não conseguem produzir insulina. O tipo 2, influenciado pela alimentação e pela obesidade, se desenvolve ao longo do tempo. Infelizmente, ele vem se tornando uma epidemia global, mas o consumo regular de grãos integrais pode ajudar a preveni-lo.

Quem está em risco?

O diabetes tipo 1 geralmente surge na infância e por isso costumava ser chamado de diabetes juvenil. O tipo 2, por outro lado, está relacionado ao excesso de produção de insulina decorrente do pouco efeito da ação deste hormônio no organismo. Ele é muito mais comum em pessoas com sobrepeso ou obesas. Embora o tipo 2 já tenha sido chamado de diabetes adulto, hoje é diagnosticado até mesmo em crianças com menos de 10 anos.

Pré-condições para o diabetes tipo 2

O diabetes tipo 2 não surge da noite para o dia. Antes de aparecer a doença, quase sempre as pessoas desenvolvem o "pré-diabetes" ou "intolerância glicêmica" – quadro em que o corpo se torna pouco capaz de absorver os carboidratos ingeridos (especialmente os açúcares simples) e desenvolve resistência à insulina (*ver p. 22*). Essas anormalidades acabam levando ao desenvolvimento do diabetes tipo 2. O consumo de grãos integrais pode interferir tanto na intolerância glicêmica quanto na resistência à insulina e desempenhar um papel importante no tratamento e na prevenção do diabetes.

A fibra e o controle das taxas de açúcar no sangue

A relação entre as fibras presentes nos grãos integrais e o controle da glicemia não é um conceito novo. Já em 1970, a "hipótese da fibra" de Denis Burkitt e Hugh Trowell apresentou o efeito benéfico do consumo de fibras na prevenção do diabetes tipo 2. Em um artigo datado de 1979, James Anderson (outro defensor dessa hipótese) descreveu a importância das fibras para o organismo. Desde então, centenas de pesquisas examinaram outras "hipóteses da fibra" e comprovaram diversos benefícios que antes eram apenas hipotéticos.

O mecanismo exato de como essas fibras afetam o corpo ainda está em estudo, mas, em geral, as pesquisas mostram uma redução de 20% a 40% do risco de diabetes entre os indivíduos que consomem grãos integrais.

Outro estudo demonstrou que as pessoas que mais consomem grãos integrais são as que apresentam menor nível de insulina em circulação e maior sensibilidade à insulina. Algumas pesquisas mostram que quanto maior o tamanho do grão, maior o tempo de sua digestão e mais lento o aumento do nível de glicose no sangue. Isso faz que haja menos insulina em circulação e aumenta (ou ajuda a manter) a sensibilidade do organismo à insulina.

Os grãos ricos em fibras solúveis, como aveia, centeio e cevada, mostraram-se mais eficientes no aumento da sensibilidade à insulina do que aqueles ricos em fibras insolúveis, como trigo integral e trigo-sarraceno. Outros grãos, como milho e arroz branco, não exerceram impacto relevante na sensibilização à insulina. Isso levou alguns pesquisadores a comparar os efeitos de grãos diversos, com quantidades diferentes de fibra.

O consumo de grãos integrais pode influenciar tanto a intolerância glicêmica quanto a resistência à insulina.

Substituir o consumo de fibras insolúveis por solúveis pode baixar significativamente os níveis de açúcar e de colesterol no sangue. Para analisar diferentes tipos de fibra, mudou-se a dieta matinal de um grupo de diabéticos tipo 2: os cereais à base de arroz e milho foram trocados por cereais à base de trigo e aveia e um pouco de tanchagem (para aumentar ainda mais a quantidade de fibras insolúveis). Em três meses, os participantes apresentaram redução de triglicérides no sangue (tipo de gordura que aumenta na circulação quando comemos algo) e uma melhora nos níveis de HDL ("colesterol bom"). A conclusão foi que, à medida que o organismo desses diabéticos se adaptava à maior ingestão de fibras, o risco de desenvolver doenças cardíacas diminuiu.

Um efeito combinado

Além de ricos em fibras, os grãos integrais são uma fonte excelente de magnésio. Acredita-se que esse mineral seja fundamental para a prevenção e o tratamento do diabetes tipo 2. Portanto, ainda não se sabe se é a fibra ou o magnésio o fator positivo contra a doença. O mais provável é que seja uma combinação de ambos. Entretanto, podemos simplesmente usufruir dos grãos integrais, cujos efeitos estão comprovados.

RESUMO

As pessoas que consomem grãos integrais em grande quantidade apresentam de 20% a 40% menos chances de desenvolver diabetes tipo 2 do que as que os consomem pouco.

•

O consumo maior de fibras ajuda a controlar a glicemia de diabéticos tipo 2, o que pode inclusive reduzir a quantidade de medicamentos necessários.

•

Substituir os grãos refinados por grãos integrais ricos em fibras pode aumentar a sensibilidade à insulina e reduzir o risco de desenvolver diabetes tipo 2.

•

Os grãos integrais são ricos em magnésio. Acredita-se que esse mineral seja fundamental para a prevenção e o tratamento do diabetes tipo 2.

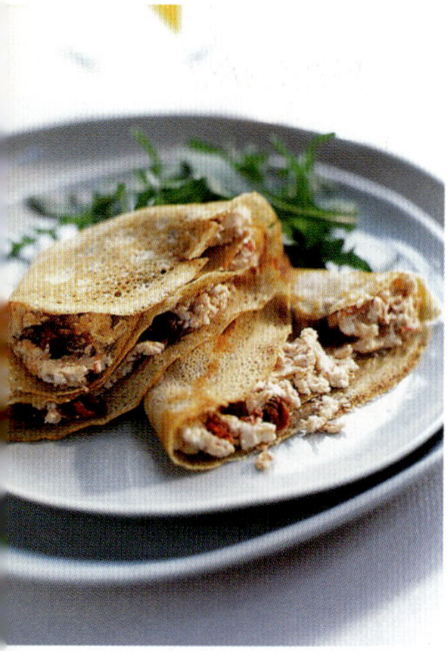

crepes de trigo-sarraceno com queijo de cabra e tomate seco (*ver p. 110*).

síndrome metabólica

A síndrome metabólica (ou síndrome X), quadro que combina diversos problemas de saúde, eleva o risco de diabetes tipo 2 e de doenças cardíacas. Os sintomas incluem pressão alta, alargamento da cintura – mais de 100 cm para os homens ou 87,5 cm para as mulheres, intolerância glicêmica (também chamada "pré-diabetes"), elevação do nível de triglicérides (a forma mais comum de gordura encontrada no sangue) e baixo nível de HDL no sangue ("colesterol bom").

Fatores da síndrome metabólica

A síndrome metabólica afeta milhões de indivíduos no mundo todo. Quanto mais avançada a idade, maior a chance de desenvolver o quadro, presente em quase metade das pessoas acima de 60 anos. Além disso, 75% dos indivíduos acometidos estão acima do peso.

As quatro características mais comuns da síndrome metabólica são resistência à insulina, acúmulo de gordura na região do abdome, pressão alta e aumento excessivo de gorduras no sangue. (Outros sintomas podem incluir esteatose e, em mulheres, síndrome dos ovários policísticos.) As alterações listadas abaixo isoladamente não indicam um grande problema de saúde, mas em conjunto podem significar maiores chances de desenvolver doenças cardíacas ou diabetes tipo 2. Caso você apresente qualquer um dos fatores de risco, consulte seu médico sobre a possibilidade de realizar exames para diagnóstico de síndrome metabólica.

Características associadas à síndrome metabólica

- Resistência à insulina
- Acúmulo de gordura na região abdominal
- Pressão alta
- Aumento do nível de gordura no sangue

Resistência à insulina

Um dos principais sintomas é a resistência à insulina, hormônio produzido pelo pâncreas que exerce várias funções importantes. Uma delas é o transporte de açúcar pelo sangue até as células. Quando o organismo necessita de mais insulina do que o normal, ocorre a resistência à insulina – ou seja, após a ingestão de carboidratos, o nível de açúcar no sangue sobe e permanece alto por mais tempo do que o normal.

Verificou-se que o consumo de alimentos ricos em fibras, somado a uma dieta com pouca gordura saturada, aumenta a sensibilidade à insulina (anulando, assim, a intolerância glicêmica). Sendo assim, a forma mais saudável e segura de controlar a produção e a resistência à insulina é consumir grãos integrais e evitar os carboidratos refinados (como pão branco, bolos ou qualquer outro prato preparado com farinha refinada ou açúcar).

Uma dieta desse tipo é considerada de baixo índice glicêmico (baixo IG). O consumo de carboidratos na forma de grãos integrais tem se mostrado mais benéfico para a saúde do que as dietas de baixo carboidrato. Isso porque os grãos demoram mais para ser digeridos, liberando açúcar no sangue de forma estável e controlada, o que permite ao corpo assimilar o açúcar sem desencadear o aumento da produção de insulina. Foi comprovado que o consumo de fibras provenientes de grãos integrais previne a síndrome metabólica e que a diminuição da sensibilidade à insulina se agrava com a ingestão de carboidratos refinados.

Acúmulo de gordura na região abdominal

O excesso de gordura no abdome é o indicador mais significativo da diminuição da resistência à insulina e do aumento do risco de doenças cardíacas, além de ser um traço crucial da síndrome metabólica. Felizmente, com uma dieta equilibrada e mudanças nos hábitos, não fica muito difícil se livrar da gordura abdominal. Basta incorporar grãos integrais à dieta, comer porções menores e exercitar-se regularmente.

Pressão alta

A pressão alta (hipertensão) é outra característica marcante da síndrome metabólica e contribui para o aparecimento de doenças cardíacas, especialmente se combinada ao acúmulo de gordura no abdome. Se você sofre de pressão alta, procure seguir uma dieta de pouca gordura, com grãos integrais, muitas frutas e vegetais. Acredita-se que o consumo diário de duas porções de grãos ricos em fibra solúvel ajude a diminuir a pressão sangüínea.

Aumento do nível de gordura no sangue

Os altos níveis de triglicérides (gordura mais comum encontrada no sangue) e os baixos níveis de HDL (colesterol "bom") também estão associados à síndrome metabólica. Esse quadro pode ser resultante do abuso de carboidratos refinados e açúcar. Aumente a ingestão de grãos e vegetais ricos em fibra, pratique exercícios regularmente e evite fumar.

RESUMO

A síndrome metabólica está associada a pressão alta, acúmulo de gordura na região abdominal, intolerância glicêmica e aumento do nível de triglicérides.

•

Isoladamente, esses problemas de saúde não representam um risco. Em conjunto, entretanto, podem potencializar o risco de doenças cardíacas e diabetes.

•

Acredita-se que o consumo de grãos integrais aumente a sensibilidade à insulina (revertendo assim a intolerância glicêmica) e proteja contra o diabetes tipo 2.

•

Seguir uma dieta à base de grãos integrais e pouca gordura e adotar hábitos saudáveis faz cair a pressão sangüínea, ajudando a reduzir a gordura acumulada na região abdominal e o risco de doenças cardíacas.

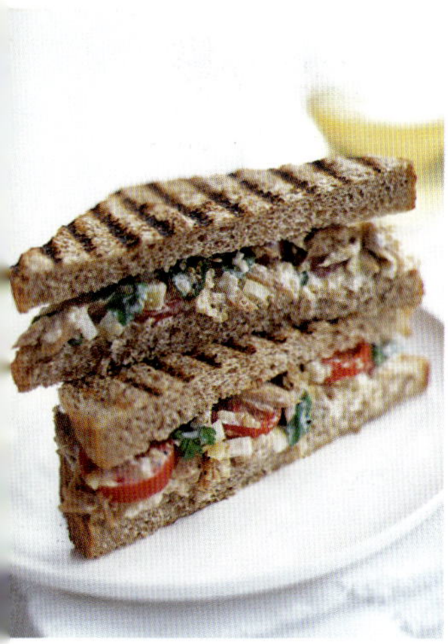

sanduíche de quinua e atum no pão integral
(*ver p. 111*).

doenças gastrintestinais

O sistema gastrintestinal, ou digestório, consiste do trato gastrintestinal, ou TG – tubo que vai da boca ao ânus, responsável pela assimilação de nutrientes e pela eliminação de excrementos do organismo –, e de seus órgãos relacionados, como pâncreas, fígado e vesícula biliar. Esses órgãos são importantes para a nutrição, pois neles os nutrientes são sintetizados e processados para depois serem transportados pelo sangue, a fim de fornecer energia e promover o crescimento e a reparação das células do corpo.

O papel das fibras no trato gastrintestinal

As fibras desempenham um papel vital para a saúde do TG. Existem dois tipos de fibra: solúvel e insolúvel. As fibras solúveis (encontradas em grãos como aveia e cevada) unem-se à água no TG e formam uma mistura gelatinosa. Essa mistura diminui a velocidade do alimento ao deixar o estômago e da glicose ao entrar na circulação sangüínea. Ela também bloqueia a absorção dos ácidos biliares, o que ajuda a diminuir o colesterol.

As fibras insolúveis (encontradas em grãos como trigo e arroz integrais) formam um bolo no trato intestinal, ajudando os alimentos a transitar com maior rapidez pelo intestino. Além de reduzir a absorção de calorias, isso faz crescer a população de bactérias benéficas no cólon, cuja ação inibe a presença de elementos cancerígenos. Esse fato pode explicar por que uma dieta rica em fibras está relacionada à diminuição do risco de câncer de cólon (*ver Câncer, pp. 18-9*). Uma ressalva, porém: as fibras insolúveis podem provocar gases.

Aliviando a constipação e as hemorróidas

A constipação ou prisão de ventre é caracterizada pela evacuação difícil e pouco freqüente (menos de três vezes por semana) de fezes pequenas e duras, o que pode resultar em esforço exagerado para evacuar. Cerca de 40 milhões de pessoas sofrem de prisão de ventre no Brasil, geralmente devido a uma dieta pobre em fibras. As fibras contidas nos alimentos retêm água e adicionam volume às fezes, facilitando sua passagem pelo cólon. A dieta rica em fibras – com grãos integrais, vegetais e frutas –, somada a exercícios físicos e muito líquido, costuma ser muito eficaz no alívio dos sintomas.

Embora não seja uma doença muito séria, as hemorróidas são bastante comuns. Não há comprovação de que possam ser prevenidas com o consumo de fibras. No entanto, se você tem hemorróidas, incluí-las na sua dieta tornará o bolo fecal mais macio e fácil de passar, portanto será menos provável que as suas hemorróidas inflamem e sangrem.

Prevenindo doenças diverticulares

Diverticulose é a presença de pequenas bolsas (chamadas divertículos) nas paredes do cólon, comumente causadas pela constipação resultante de uma dieta pobre em fibras. A doença se torna cada vez mais comum em pessoas idosas e entre aqueles que consomem poucas fibras em sua dieta diária. Os sintomas, quando presentes, incluem dor de barriga, inchaço, diarréia intermitente ou constipação.

É comum, porém, não haver sintomas, o que significa que a diverticulose pode acabar se transformando em diverticulite, muito mais séria. A diverticulite se dá quando os divertículos inflamam, provocando sensibilidade na região inferior do abdome, além de febre, náusea, vômito, calafrios, cólicas e constipação. Além de tornar o bolo fecal macio e de trânsito fácil, as fibras insolúveis presentes nos grãos integrais ajudam a prevenir a prisão de ventre e reduzir os riscos de diverticulose e diverticulite.

A Síndrome do Intestino Irritável (SII) e as fibras

Os sintomas da SII são dor de barriga e inchaço, com períodos de constipação ou diarréia. As causas ainda não são claras, mas acredita-se que podem estar ligadas à atividade excessiva em certas áreas do intestino. A SII é a principal doença diagnosticada em mais de 50% dos pacientes que recorrem a gastroenterologistas. As fibras presentes nos grãos integrais previnem a constipação e podem, portanto, beneficiar os portadores da síndrome do intestino irritável, e até evitá-la.

Reduzindo o risco de cálculos biliares

Os cálculos biliares (popularmente conhecidos como pedras na vesícula) originam-se da bile, um líquido rico em colesterol produzido pelo fígado e armazenado na vesícula que auxilia o processo digestivo. Quando a bile acumulada na vesícula apresenta uma concentração excessiva de colesterol, ela engrossa, formando um acúmulo de sedimentos que podem dar origem a pedras pequenas e, com o tempo, grandes. Os cálculos biliares são mais comuns em indivíduos acima de 40 anos e naqueles que estão acima do peso ou cuja dieta abusa de gorduras.

Os povos que consomem pouca gordura e muita fibra costumam apresentar menos risco de pedras na vesícula. O mesmo vale para as pessoas magras. Sendo assim, o consumo de grãos integrais pode contribuir tanto para a prevenção dos cálculos biliares, por meio do controle do peso, quanto para o metabolismo dos ácidos biliares que resultam na excreção do colesterol, cujo nível é, assim, reduzido.

RESUMO

Existem dois tipos de fibras: solúveis e insolúveis.

•

A fibra presente nos grãos integrais ajuda a aliviar o desconforto causado por doenças gastrintestinais.

•

Milhões de pessoas em todo o mundo sofrem de prisão de ventre.

•

Uma dieta rica em fibras que inclua grãos integrais contribui para o alívio dos sintomas da constipação.

•

A fibra presente nos grãos integrais torna as fezes mais macias e de trânsito fácil pelos intestinos. Isso significa menor probabilidade de que as hemorróidas inflamem e sangrem.

•

Os grãos integrais ajudam a prevenir cálculos biliares, pois promovem maior excreção de colesterol e o emagrecimento.

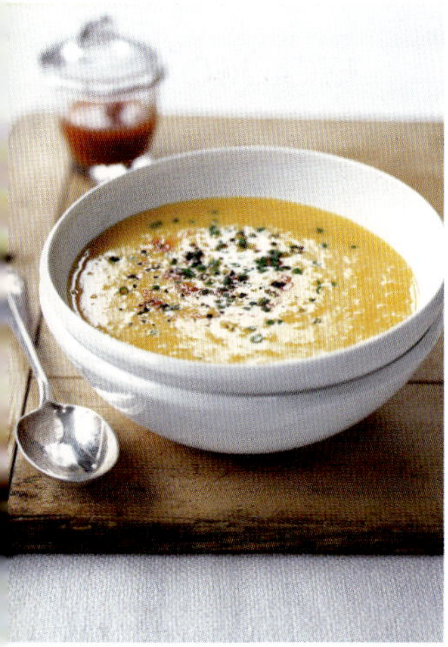

sopa de painço e abóbora
(*ver pp. 92-3*).

doença celíaca

Algumas pessoas não toleram determinados tipos de grãos integrais, embora todos eles sejam extremamente saudáveis. A doença celíaca (também chamada intolerância ao glúten) é uma doença auto-imune, em que o corpo produz anticorpos que atacam seus próprios tecidos. Nos portadores, esse ataque é desencadeado pelo glúten (proteína encontrada em alguns grãos). Ele danifica o intestino delgado, que inflama e inibe a absorção adequada dos alimentos.

O que é doença celíaca?

A doença celíaca é genética, hereditária e ocorre tanto em crianças como em adultos. No Brasil, há milhares de pessoas diagnosticadas com a doença. Ainda pouco conhecida, a doença celíaca pode ser confundida com outros distúrbios gastrintestinais. A demora no diagnóstico pode causar sérios riscos. O trigo, o centeio e a cevada são os vilões mais comuns. Já a aveia é alvo de controvérsias, pois, embora não contenha glúten, pode despertar reações em pessoas com intolerância (provavelmente por ser contaminada com farinha de trigo antes de ser comercializada).

Sintomas clássicos

A exposição ao glúten provoca uma reação inflamatória nas células que revestem o intestino dos celíacos. Isso faz reduzir a absorção de calorias e nutrientes dos alimentos, o que pode causar dor de barriga, gases, inchaço, cólicas e diarréia.

A doença celíaca em geral se desenvolve nos primeiros anos de vida (principalmente em bebês e crianças menores de cinco anos), mas pode ocorrer em qualquer idade. Os sintomas clássicos são manifestados pelo bebê poucos meses após a introdução de trigo na dieta. Se não for tratada, a doença pode causar problemas de crescimento.

Alguns podem desenvolver o problema na adolescência ou mesmo na idade adulta. Houve casos, por exemplo, em que foi diagnosticado em garotas que iniciaram o ciclo menstrual com atraso ou cujos ciclos eram irregulares. Quando um indivíduo desenvolve sensibilidade ao glúten tardiamente, fica sujeito a sofrer sintomas como cólicas periódicas, náusea, vômito, inchaço abdominal e constipação, entre outros.

Doença celíaca silenciosa

Acreditava-se, inicialmente, que a doença celíaca se limitava àqueles que sofriam de graves problemas digestivos e emagrecimento, mas, recentemente, foram identificadas formas "silenciosas" da doença. Os portadores da doença celíaca silenciosa podem não exibir sintomas por muitos anos. Algumas queixas não apresentam nenhum vínculo com sintomas intestinais, mas com letargia ou anemia, enquanto outras assemelham-se aos sintomas da Síndrome do Intestino Irritável (alternando constipação e diarréia). No entanto, se a doença celíaca não for diagnosticada (e, conseqüentemente, não for tratada), pode progredir, e os sintomas acabarão surgindo devido à deficiência nutricional.

Faça o teste

Se você suspeita ter algum problema para digerir determinados grãos ou apresenta sintomas aparentemente sem motivo clínico, peça a seu médico para fazer o exame de sangue para anticorpos antigliadina. Por ser um problema genético, os familiares daqueles diagnosticados com a doença também devem fazer o teste, mesmo que não apresentem sintomas. A exclusão do glúten da dieta pode aliviar os sintomas, curar possíveis danos e prevenir uma futura deterioração intestinal. As melhoras são visíveis alguns dias após o início da dieta e, dentro de três ou seis meses, o intestino delgado se reconstitui e volta a funcionar perfeitamente. Nos idosos, a recuperação pode levar dois anos. A dieta livre de glúten deve ser adotada para a vida toda.

Embora seja difícil detectá-la – já que não associamos imediatamente os sintomas à doença, ou porque ela age de forma silenciosa –, os danos que causa são reversíveis com a adoção da dieta sem glúten. A boa notícia é que muitos outros grãos deliciosos podem ser consumidos por celíacos, como se vê abaixo. O perfil de cada grão abordado neste livro alerta se é indicado ou não a pessoas com doença celíaca, e a seção Locais de compra e informações úteis (*ver pp. 156-7*) indica onde adquirir produtos integrais sem glúten.

Consuma:

- Amaranto
- Trigo-sarraceno
- Milho
- Painço
- Quinua
- Arroz
- Sorgo
- Teff

Evite:

- Cevada
- Farro
- Kamut
- Aveia
- Centeio
- Espelta
- Triticale
- Trigo (inclusive trigo para quibe)

RESUMO

Milhares de pessoas no Brasil sofrem de doença celíaca (também chamada de intolerância ao glúten).

•

Nos celíacos, o glúten provoca inflamação nos intestinos, o que reduz a absorção de calorias e nutrientes dos alimentos.

•

A dieta sem glúten (mas com grãos integrais como amaranto, quinua e trigo-sarraceno) pode aliviar os sintomas da doença celíaca e prevenir danos futuros.

•

Como a doença celíaca é genética, os familiares daqueles que foram diagnosticados com a doença também devem fazer um teste, mesmo que não apresentem os sintomas.

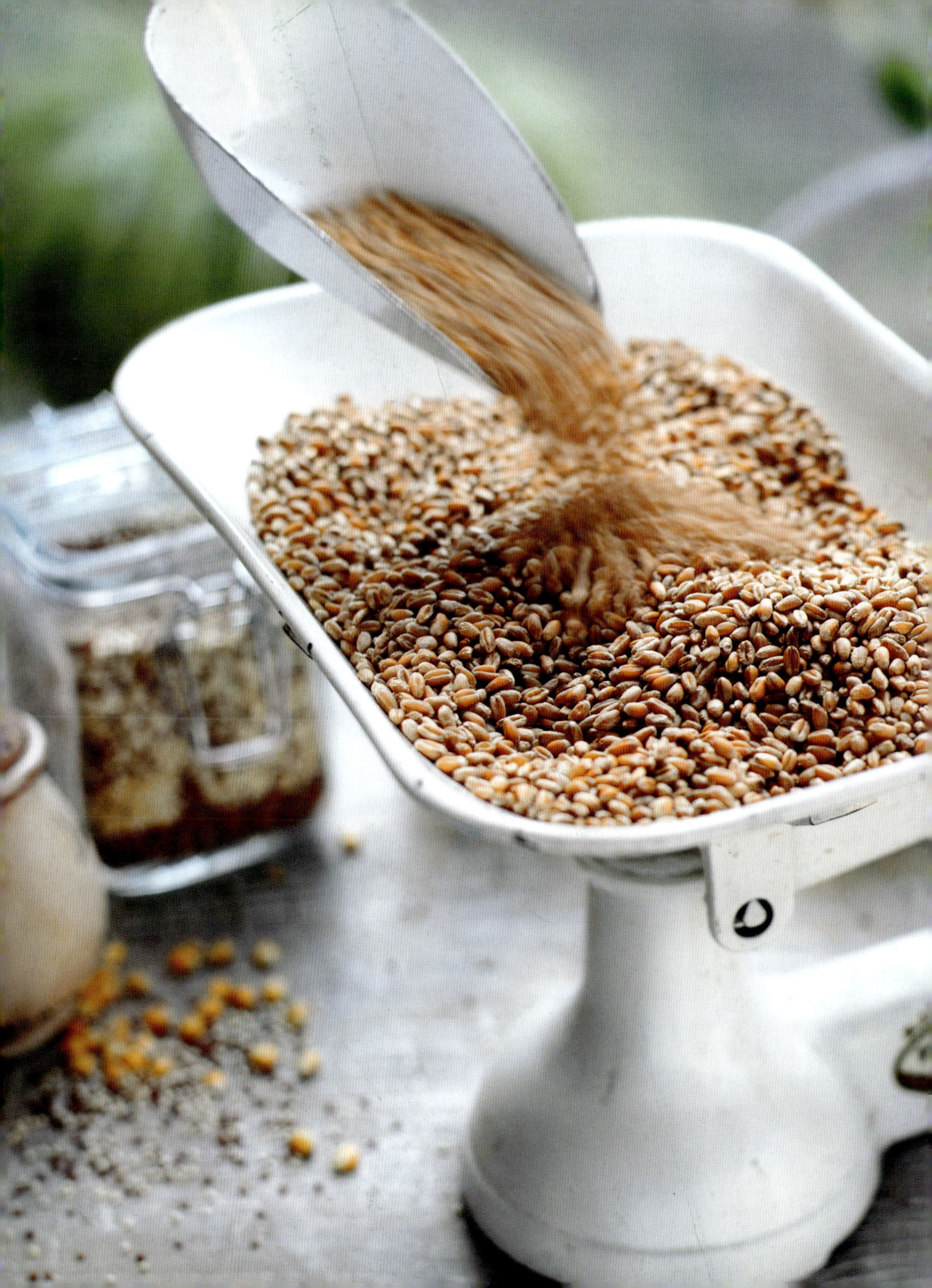

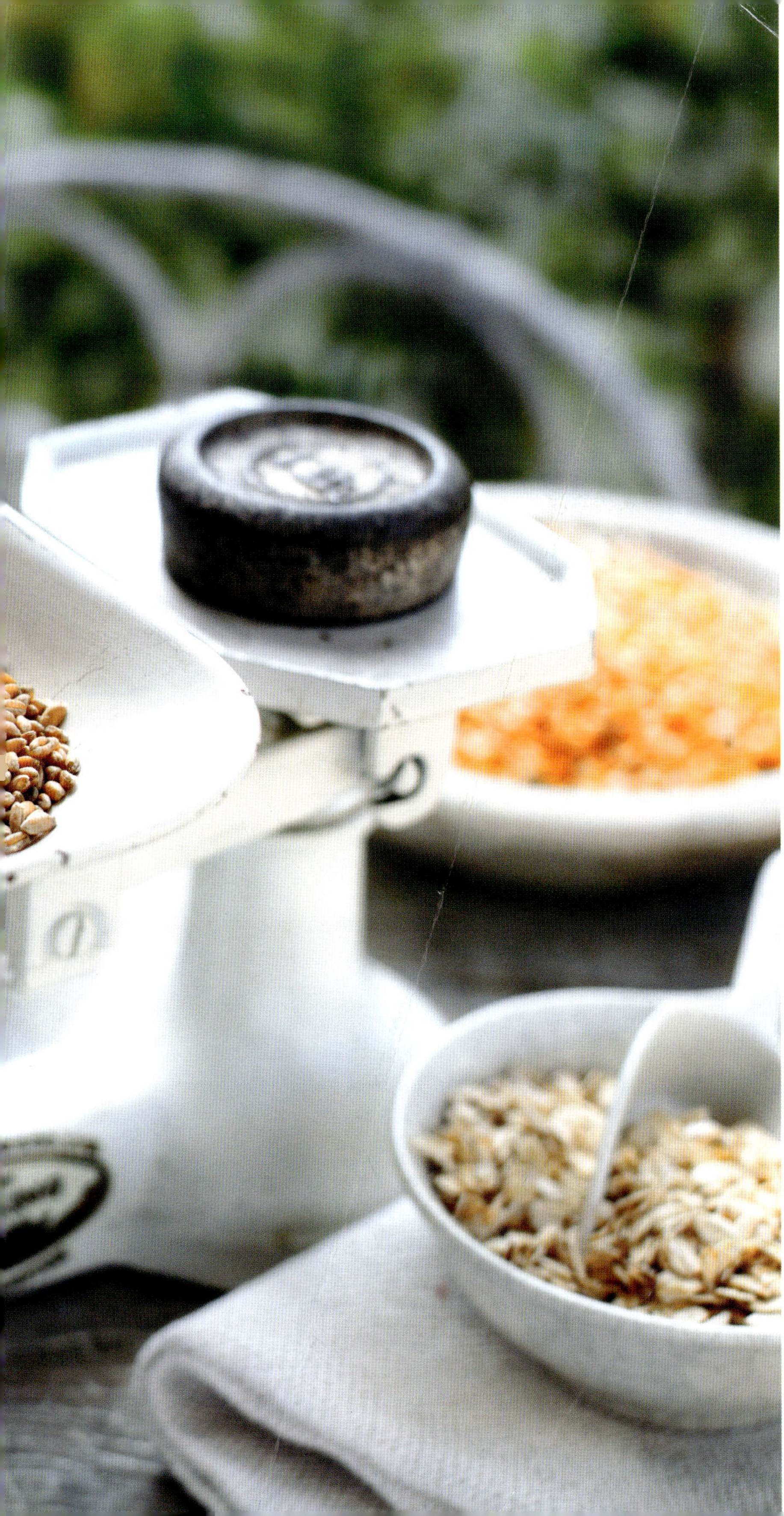

os grãos

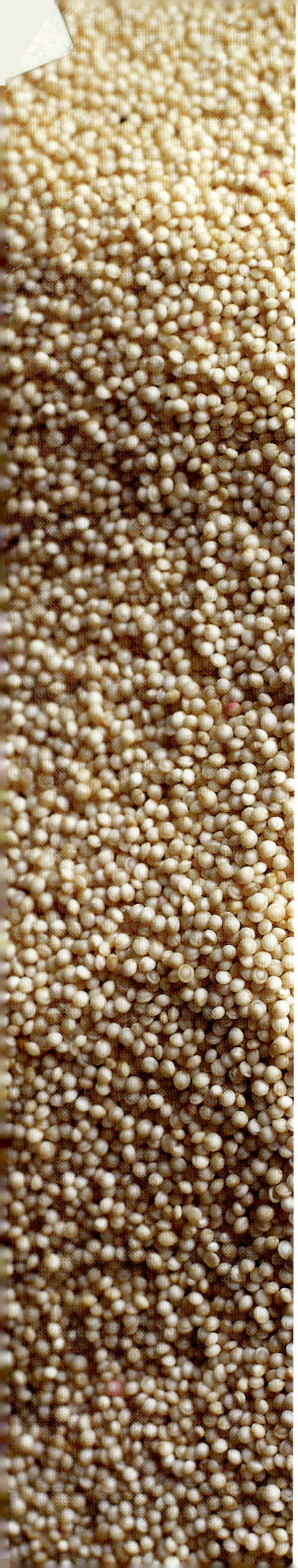

amaranto

Reverenciado pelos antigos astecas, o amaranto se tornou uma semente esquecida por muitas gerações. O interesse pelo grão se reacendeu na década de 1970, devido ao reconhecimento de suas ótimas propriedades nutricionais e de seu sabor delicioso. Hoje, ele é comercialmente cultivado em toda a América do Sul, no Sudeste Asiático e nos Estados Unidos, e apreciado no mundo todo.

História

O amaranto é uma semente com passado trágico: os antigos astecas acreditavam que ele possuísse poderes sobrenaturais e representasse o sacrifício humano. As mulheres o misturavam com mel e sangue humano para moldar imagens que depois eram devoradas em cerimônias religiosas. Quando os conquistadores espanhóis dominaram a civilização asteca, no início do século XVI, ficaram horrorizados com a prática do sacrifício humano. Acreditando que poderiam acabar com esses rituais banindo o amaranto da região, os espanhóis proibiram o cultivo do grão, que caiu no desconhecimento. (Acredita-se que essa decisão política tenha contribuído para o desaparecimento da cultura asteca.) Felizmente, mesmo sem ser cultivado, o grão continuou presente na natureza em algumas áreas remotas dos Andes e do México durante centenas de anos.

Séculos depois, o amaranto foi redescoberto na América do Sul e hoje integra cerimônias e dietas de diversas culturas. No México, as sementes são estouradas como pipoca e servidas como sobremesa. No Peru, as mulheres se enfeitam com flores de amaranto durante o carnaval. Vários países consomem essas sementes e celebram suas flores por sua admirável beleza. A partir de 1975, o amaranto alcançou popularidade nos Estados Unidos, e, embora não seja ainda uma tendência, o grão vem se tornando cada vez mais acessível às pessoas do mundo todo.

Descrição

Na verdade, o amaranto não é um grão, mas um arbusto frutífero robusto que pode chegar a 2 m de altura e é capaz de resistir à seca e ao calor excessivo. Suas flores são vermelhas ou de tom magenta e carregam milhares de pequenas sementes comestíveis, que podem ser cozidas e consumidas como cereais, moídas para preparar farinha, germinadas, torradas ou estouradas como pipoca. O amaranto cozido possui uma textura viscosa que contrasta com a textura penugenta de vários grãos, e tem sabor levemente adocicado que lembra o das nozes. Seus nutrientes estão concentrados dentro de um "anel" natural que rodeia a seção central de amido e os protege durante a colheita e o processamento.

Cozinhando o amaranto

Para preparar as sementes de amaranto, utilize três partes de água para cada parte de grão. Coloque-as em água fervente e deixe por cerca de 15-20 minutos, até que a água seja absorvida. As sementes ficarão macias e ligeiramente viscosas.

Você pode usar a farinha de amaranto para preparar assados e massas. Por não conter glúten, ela deve ser misturada a outras farinhas ricas em glúten, como a de trigo integral. Isso é necessário, pois o glúten atribui elasticidade à massa, fazendo que os pães não esfarelem depois de cozidos. No entanto, ao preparar massas, pães ázimos (sem fermento) ou panquecas, não é necessário adicionar outras farinhas.

Uma das formas mais fáceis de incorporar o amaranto na dieta é adicioná-lo a sopas ou ensopados para lhes dar consistência. As sementes germinadas (brotos) apresentam alta concentração de alguns dos nutrientes desse grão e podem ser usadas em vários pratos ou consumidas cruas.

Para fazer a germinação, enxágüe bem as sementes e deixe-as de molho por 2-4 horas. Seque-as sobre papel-toalha e coloque-as num recipiente coberto com musselina (tecido fino) em local onde bata sol. Lave-as e seque-as a cada 12 horas. Elas deverão germinar em 24-48 horas.

Informação nutricional

As sementes de amaranto contêm carboidratos, proteínas, vitaminas do complexo B, folato, fósforo, cálcio, magnésio e potássio. Elas também possuem maior quantidade de proteína do que a maioria dos grãos e são particularmente ricas em aminoácidos e lisina (em geral quase nunca presente em grãos). Uma porção de amaranto contém mais cálcio do que um copo de leite e fornece quase o dobro de ferro do que o trigo, além de ser uma fonte excelente de fibras.

Benefícios para a saúde

O amaranto é uma ótima fonte de tocotrienóis (tipo de vitamina E), que comprovadamente diminuem os níveis de colesterol no sangue. Além disso, contém óleo poliinsaturado, benéfico ao coração, encontrado principalmente no germe da semente. É um óleo rico em ácido linoléico (um ácido graxo essencial), que parece auxiliar o processo antiinflamatório do organismo, além de prevenir a coagulação do sangue. O amaranto pode ser consumido por celíacos ou pessoas com intolerância ao glúten.

FATOS

Fortaleça seus ossos com amaranto – ele contém mais cálcio do que o leite.

•

Os óleos benéficos ao coração contidos no amaranto ajudam a diminuir o nível de colesterol no sangue.

•

O amaranto fornece quase o dobro de ferro do que o trigo, além de conter mais proteína do que a maioria dos grãos.

•

Por não conter glúten, o amaranto é recomendado a quem sofre de doença celíaca ou intolerância ao glúten.

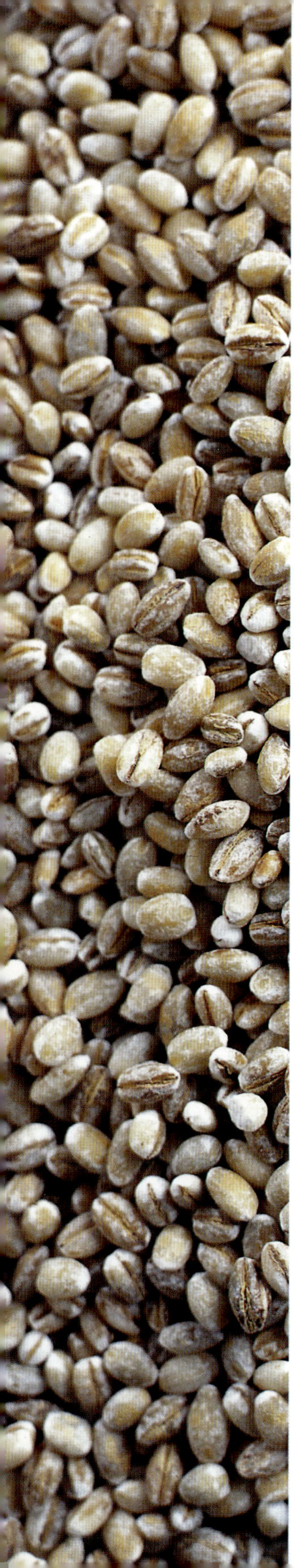

cevada

A cevada, um dos grãos mais antigos da história, serviu a vários propósitos em diferentes culturas – como alimento e ração para animais, como matéria-prima na produção de cerveja e até mesmo como moeda corrente nos tempos da Babilônia. Os maiores produtores mundiais são Canadá, Estados Unidos, Rússia, Alemanha, França e Espanha.

História

Originária da Etiópia e do Sudeste Asiático, a cevada figura como ingrediente em receitas que datam de muito antes de 2800 a.C. Até mesmo a Bíblia cita a cevada entre hebreus, romanos e gregos. Além disso, a culinária chinesa emprega a cevada há mais de quatro mil anos.

No século XVI, esse grão foi levado à América do Sul pelos espanhóis e aos Estados Unidos pelos colonizadores ingleses e holandeses. Ele foi levado à América do Norte provavelmente devido à sua capacidade de germinar e produzir malte, ingrediente-chave na produção de cerveja.

Descrição

A cevada pode ser encontrada em várias formas: descascada e pilada (cevadinha), torrada (usada principalmente para fazer o café descafeinado) ou em flocos (*ver abaixo*). O grão consiste em duas camadas externas, chamadas espiguetas, que contornam o endosperma. Quando a cevada é moída, as camadas externas são removidas, deixando somente o endosperma, o que a torna comestível. Todas as variações requerem algum processamento, mas mesmo as variedades mais processadas retêm 50% da quantidade de fibra original depois da remoção do farelo.

A cevadinha é a cevada descascada, ou seja, a que teve apenas a camada externa removida. Entre os produtos de cevada, é o que contém o maior valor nutricional. O farelo permanece intocado e armazena a maior parte das fibras, vitaminas e minerais do grão.

Os flocos de cevada são grãos achatados e fatiados, em geral feitos a partir de grãos cujo farelo está intacto. Parecem aveia em flocos e podem ser consumidos como cereal matinal.

A farinha de cevada costuma ser preparada com cevada moída. Pode ser misturada à farinha de trigo integral no preparo de pães e massas. Prefira a farinha feita de cevada em vez da farinha de cevadinha. A cevada contém glúten, mas em quantidade relativamente pequena, de forma que sua farinha pode ser uma boa opção para quem deseja diminuir a quantidade dessa proteína na dieta.

A cevada pilada não é propriamente um grão integral, já que contém parte pequena do farelo. No entanto, é uma ótima fonte de fibras e é muito mais saudável do que o grão refinado.

Cozinhando a cevadinha

Com seu sabor adocicado semelhante às nozes, a cevadinha é um complemento saboroso para qualquer prato, de sopas a saladas, de pães a cereais matinais. Para prepará-la, utilize ¾ de água para cada ¼ de grão. Quando levantar fervura, diminua o fogo, tampe e cozinhe por 45-60 minutos.

Informação nutricional

A cevada contém carboidratos, proteínas, fibras solúveis e insolúveis, além de ser uma fonte rica de tiamina, niacina, selênio, ferro, zinco, fósforo, cobre e manganês. Uma porção de cevadinha cozida contém cerca de 50% das necessidades diárias de selênio, um sal mineral importante para o metabolismo da tireóide, para os sistemas de defesa dos antioxidantes e para a função imune. O selênio também se mostrou capaz de reduzir o risco de câncer. A cevada é rica em fibras e, embora a cevadinha seja processada, contém uma quantidade significativa de fibras. O consumo de cevada não é recomendado aos indivíduos alérgicos a glúten.

Benefícios para a saúde

Em geral, as pesquisas consideram os benefícios promovidos pelos grãos em conjunto e não isoladamente. A cevada contém fibras insolúveis, que, apesar de não serem digeridas, conferem volume às fezes e mantêm a saúde dos intestinos. Também possui fibras solúveis, que ajudam a regular a absorção da glicose pelo sangue. É provável que os benefícios da cevada resultem da sua grande quantidade de fibras solúveis e insolúveis, bem como das propriedades antioxidantes do selênio. Além disso, o seu consumo pode ajudar a prevenir tanto doenças cardíacas quanto câncer.

FATOS

Rica em fibras, a cevada ajuda a reduzir o risco de doenças cardíacas e câncer.

•

Uma única porção de cevada fornece metade das necessidades diárias de selênio, que, acredita-se, fortalece o sistema imunológico.

•

A cevadinha é a variação da cevada mais nutritiva, pois somente a sua casca externa foi removida.

•

Uma opção diferente para consumir cevada é em forma de salada. Temperada com azeite, suco de laranja, hortelã e damasco (ou castanha-do-pará) é uma delícia.

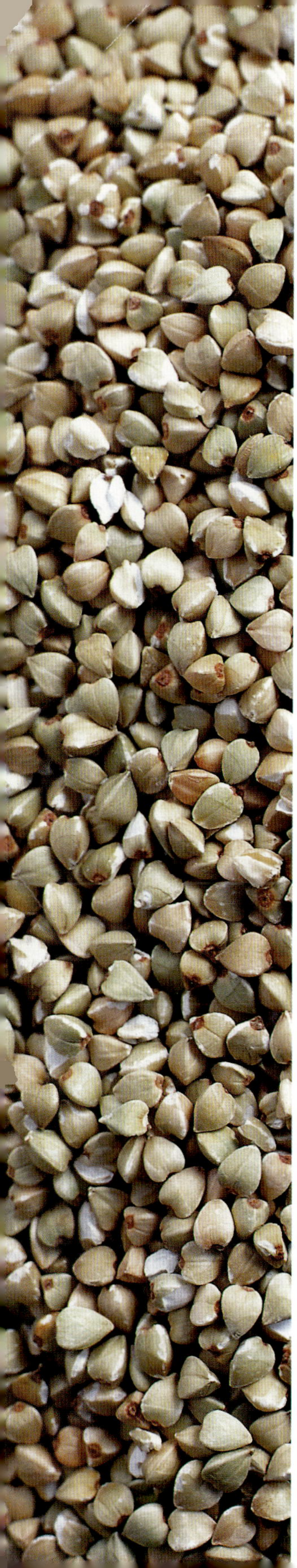

trigo-sarraceno

Apesar do nome, o trigo-sarraceno não tem nada a ver com o trigo. Esta planta frutífera, antes usada somente como fertilizante e ração animal, tornou-se bastante apreciada por padeiros, apicultores e cozinheiros preocupados em fazer uma culinária saudável. O macarrão soba, feito de trigo-sarraceno e bastante popular na culinária japonesa, é uma opção alternativa para as massas tradicionais feitas com trigo.

História

Cultivado originalmente na Ásia Central e na China durante o século X, o trigo-sarraceno foi introduzido na Europa por imigrantes da Sibéria e da Manchúria. Graças à sua versatilidade, tornou-se ingrediente central das culinárias da Finlândia, Áustria, norte da Itália, França, Rússia e Europa Oriental. Os colonizadores alemães e holandeses levaram o trigo-sarraceno aos Estados Unidos no século XVII e cultivaram grandes plantações em todo o estado de Nova York. Os apicultores não demoraram a perceber que a fragrância do néctar contido em sua flor fazia as abelhas produzirem um mel de sabor mais intenso.

Descrição

O trigo-sarraceno é uma planta herbácea da família das poligonáceas. Ao contrário da maioria dos grãos, não cresce em forma de gramínea, mas como planta frutífera de baixo porte. Não se trata exatamente de um grão, mas de uma semente.

As sementes cruas são de um tom marrom-claro e possuem sabor levemente amargo. Elas são comprimidas em vários pedacinhos e suas cascas não comestíveis são removidas. Para tirar o sabor amargo, pode-se tostá-las no óleo por vários minutos até atingirem uma cor forte de ferrugem.

As sementes torradas e descascadas, também chamadas de *kasha*, são muito usadas nas culinárias russa e do Oriente Médio. Possuem sabor e aroma intenso, semelhantes aos da castanha. Costumam ser tostadas no óleo e podem ser usadas para preparar pilaf, pão e pratos quentes.

O mingau de trigo-sarraceno é uma boa opção para o café-da-manhã. O cereal cozinha rapidamente, logo depois de fervido. **A farinha de trigo-sarraceno** pode ser usada para fazer macarrão, panquecas, pães, muffins, bolachas de água e sal, tortilhas e biscoitos. É comercializada nas versões clara ou escura; opte sempre pela escura, pois é mais nutritiva. Ela pode ser misturada à farinha de trigo integral para conferir aos pães e massas um sabor especial. (Ao substituir a farinha de trigo-sarraceno por farinhas que contenham glúten, como as comuns ou de trigo integral, reduza a medida de farinha no mínimo pela metade, e no máximo em ⅔.)

Cozinhando o trigo-sarraceno

Antes de cozinhar, lave o trigo em água corrente fria para eliminar qualquer tipo de impureza. Se usar as sementes cruas, toste-as levemente no óleo quente até que atinjam um tom marrom-escuro. Para cozinhar, adicione a cada porção o dobro da quantidade de água ou de caldo em tablete light. Assim que a mistura começar a ferver, abaixe o fogo, tampe e cozinhe por 15-20 minutos.

Por ser muito poroso, o trigo-sarraceno tende a absorver todo o líquido da panela. Portanto, ao cozinhá-lo, fique atento e adicione mais líquido se necessário.

Informação nutricional

Além de pobre em gorduras, o trigo-sarraceno é uma fonte excelente de proteínas, carboidratos complexos e fibras solúveis e insolúveis. Também possui o antioxidante rutina e fornece uma série de nutrientes, como manganês, magnésio, tiamina e riboflavina. Por não conter glúten, é recomendado àqueles que sofrem de doença celíaca ou intolerância a esse componente.

Benefícios para a saúde

As dietas ricas em trigo-sarraceno diminuem o colesterol e a pressão sangüínea. Após estudar o povo chinês Yi, que consome diariamente cerca de 100 g desse grão por pessoa, cientistas concluíram que o consumo de trigo-sarraceno diminui o colesterol total e os níveis de LDL ("mau colesterol") do sangue, melhorando a razão entre o colesterol bom (Lipoproteína de Alta Densidade, ou HDL) e o ruim (LDL).

As dietas ricas em trigo-sarraceno também se mostraram capazes de auxiliar o controle do diabetes tipo 2. O pão feito de suas sementes diminui consideravelmente o nível de glicose no sangue e melhora a produção de insulina pelo pâncreas após as refeições.

Além disso, o magnésio presente no grão contribui para a redução do risco de diabetes tipo 2 em mais de 24%. Sabe-se também que o magnésio relaxa os vasos sangüíneos, diminuindo a pressão arterial e melhorando a distribuição de nutrientes às células.

FATOS

Uma dieta rica em trigo-sarraceno reduz o colesterol e a pressão arterial.

•

O magnésio presente no trigo-sarraceno pode reduzir em 24% o risco de diabetes tipo 2.

•

Os níveis de glicose no sangue e a resposta à insulina em diabéticos do tipo 2 podem ser controlados de forma mais eficiente com o consumo regular de trigo-sarraceno.

•

Por não conter glúten, o trigo-sarraceno é indicado àqueles que sofrem de doença celíaca ou intolerância ao glúten.

milho

Fácil de cultivar e rico em proteínas, o milho, de sabor forte e adocicado, pode ser cozido e saboreado na própria espiga, estourado como pipoca ou apreciado na forma de polenta ou fubá em pratos assados irresistíveis. Alimento básico de povos indígenas pré-colombianos, hoje ele é mais cultivado nos Estados Unidos, México, Brasil, Rússia e China.

FATOS

Ótima fonte de fibras solúveis, o milho ajuda a estabilizar os níveis de açúcar no sangue e reduz o colesterol.

•

As fibras insolúveis do milho ajudam a manter a saúde do trato gastrintestinal.

•

O milho é rico em folato, que parece contribuir para a saúde do coração e a redução do risco de paradas cardíacas.

•

Por não conter glúten, o milho é uma ótima opção para pessoas com doença celíaca e intolerância a glúten.

História

Acredita-se que o milho tenha surgido na América Central. Ele foi a base da alimentação de povos nativos no período pré-colombiano e, até hoje, mantém-se presente na dieta dos índios americanos. As civilizações maia, asteca e inca consideravam-no um alimento sagrado e o incorporaram em suas mitologias e rituais.

Os espanhóis, primeiros conquistadores, se depararam com o cultivo de milho em toda a América Latina em variedades lisas e listradas, além de diversas tonalidades como azul, rosado, amarelo e preto. Quando os exploradores espanhóis e portugueses voltavam do Novo Mundo, carregavam consigo essa delícia, que se disseminou rapidamente pela Europa e pelo mundo afora.

Descrição

O milho, de nome científico *Zea mays*, cresce em espigas com fileiras de sementes protegidas por fibras sedosas, chamadas "cabelo de milho". (O milho verde é uma variação doce e deve ser consumido antes do amadurecimento.)

A palha rígida em torno da espiga serve de proteção. Acredita-se que o milho original, datado de cerca de 5000 a.C., possuísse poucas sementes. Após milhares de anos de cultivo, foram desenvolvidas técnicas para produzir espigas repletas de sementes.

O fubá pode ser usado para preparar quase tudo, de pães a panquecas. O milho é submetido a um processo de moagem, em que as espigas são primeiro limpas e cozidas, as cascas são removidas e os grãos, moídos, deixando apenas o endosperma da semente. O fubá é, então, enriquecido para adquirir alguns dos nutrientes perdidos na trituração. Há três tipos de fubá: o mimoso (finíssimo), o comum e o grosso. O ideal é usar o fubá grosso, pois nele o germe permanece intacto. Porém, como o germe, por ser muito

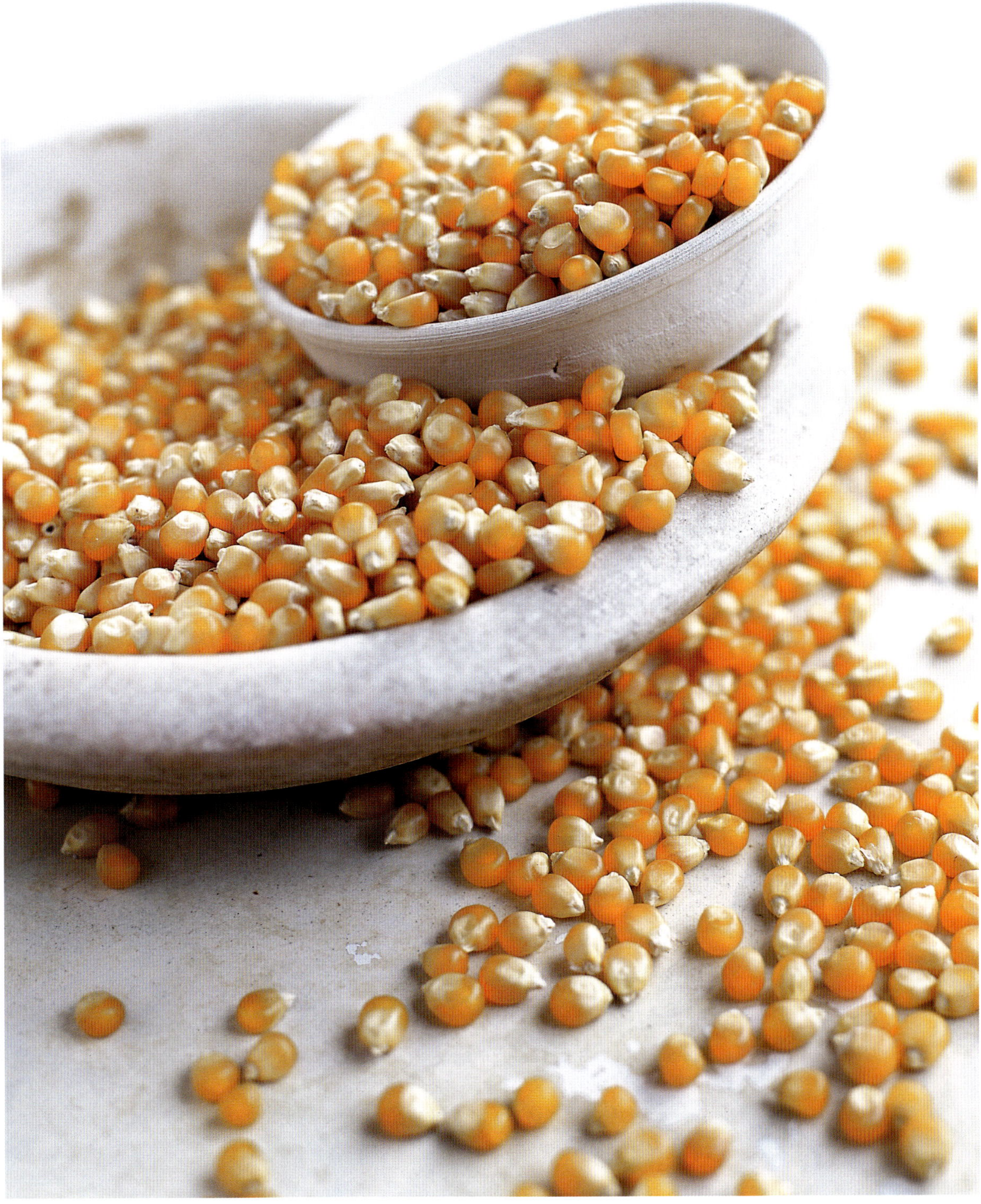

gorduroso, provoca a deterioração rápida do fubá, geralmente as variedades encontradas à venda são fabricadas com o milho desprovido do germe. Portanto, se possível, procure fubás especiais em lojas de produtos naturais. Os produtos de fubá são uma ótima alternativa aos de trigo para os celíacos, pois não contêm glúten. Não confunda o fubá com a farinha de milho, que possui um preparo diferente.

A pipoca era usada nas cerimônias tradicionais dos índios americanos muito antes da chegada dos colonizadores. Mais recentemente, transformou-se em um lanche divertido, saudável e popular. A pipoca feita em casa não contém gordura, açúcar ou aditivos artificiais e é relativamente pouco calórica.

Como exatamente a pipoca estoura? O farelo e o germe do milho protegem o endosperma, que contém um pouco de água. Quando a semente é aquecida, a água se expande e pressiona o germe, que explode. O endosperma então estoura, revirando a semente de dentro para fora. Pronto. Já podemos sentir o aroma inconfundível do milho estourado e provarmos o delicioso sabor da pipoca.

A polenta é uma pasta de fubá que surgiu como alimento básico dos camponeses no interior da Itália. Atualmente, é popular em todo o mundo como uma receita nutritiva e saborosa, que pode ser o prato principal ou um acompanhamento. Porém, a polenta raramente é feita de milho integral e, portanto, não é uma fonte de grãos integrais.

DICAS

Prefira o fubá grosso. Ele é moído grosseiramente, o que deixa o germe intacto.

•

Para um lanche saudável, rico em fibras e outros nutrientes, faça sua própria pipoca.

•

Cozidas ou assadas, as espigas de milho são uma opção saudável de refeição rápida e deliciosa.

Cozinhando o milho

O milho pode ser fervido com facilidade na água ou no vapor sem a palha, ou ainda assado com a palha. Tome o cuidado de não cozinhar demais as espigas, pois elas podem endurecer e perder parte do sabor. Antes de assar, molhe a palha das espigas. Um jeito popular de comer milho na espiga é abrir a palha com cuidado, remover o cabelo de milho, temperar com azeite, sal e pimenta, depois embrulhá-lo novamente na palha e assar em fogo baixo na grelha ou na churrasqueira.

Polenta: preparar a polenta com a sêmola de milho exige tempo e muita paciência. Ferva 2 litros de água. Adicione 450 g de sêmola de milho integral e mexa sem parar e no mesmo sentido por 20-30 minutos. Quanto mais mexer, melhor será o resultado.

Quando a mistura estiver cozida, deve apresentar a consistência de pudim. Você pode servi-la assim, salpicada com queijo parmesão, coberta com legumes refogados ou acompanhada de frango, peixe ou outra carne magra.

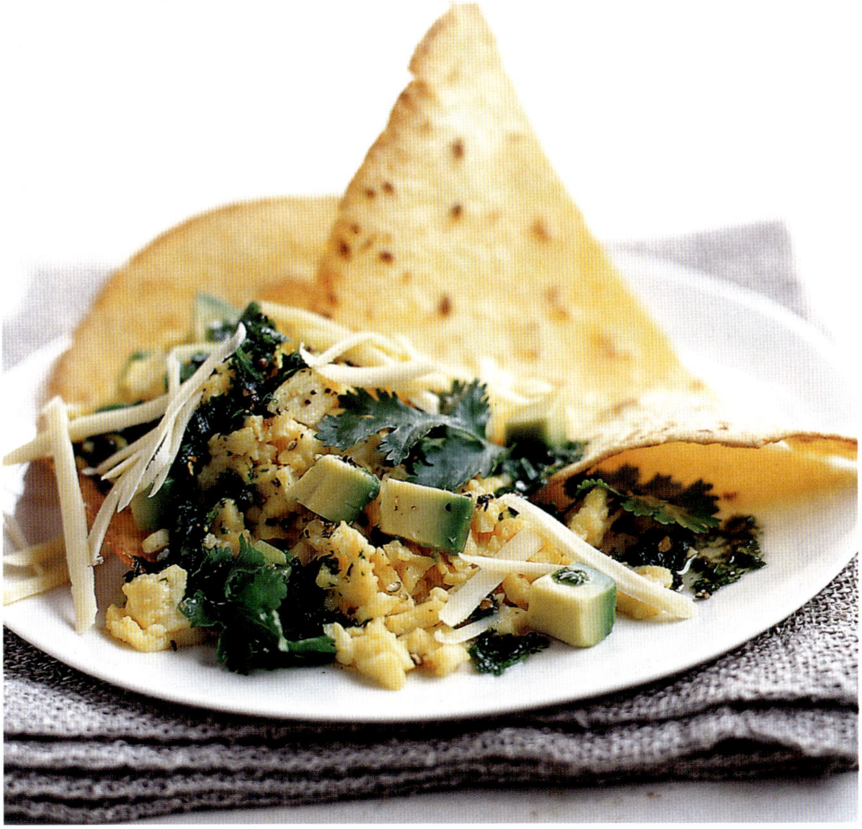

Huevos rancheros com tortilhas de milho ao molho verde (*ver p. 85*).

Informação nutricional

O milho é considerado um legume rico em amido devido à sua grande quantidade de carboidrato. Também é abundante em tiamina, folato, fibras, vitamina C, fósforo e manganês. Possui pouca gordura, é uma boa fonte de fibras solúveis e insolúveis e pode ser consumido por celíacos.

Benefícios para a saúde

O milho é uma boa fonte de fibras – tanto solúveis quanto insolúveis. As fibras solúveis ajudam a estabilizar os níveis de açúcar no sangue e acredita-se que reduzam o risco de diabetes tipo 2. Elas também podem diminuir os níveis de colesterol, contribuindo para a prevenção de doenças cardíacas.

As fibras insolúveis ajudam a manter a saúde do trato gastrintestinal e a reduzir o risco de câncer de cólon. O milho é também uma ótima fonte de folato, que contribui para a saúde do coração e a redução do risco de paradas cardíacas.

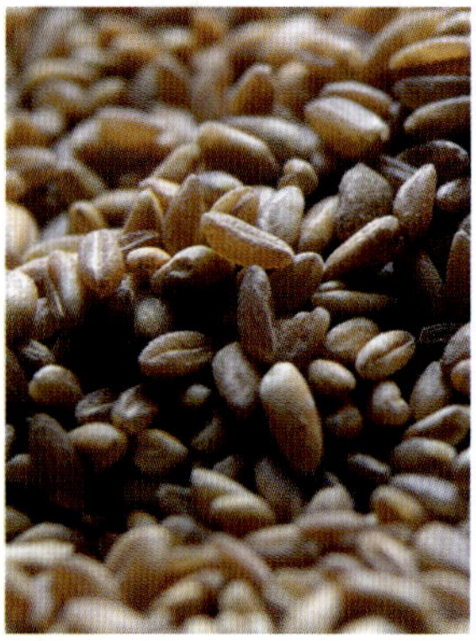

farro

O farro, um dos grãos mais antigos do mundo, foi escolhido como alimento básico das legiões do Império Romano por ser rico em nutrientes e de fácil cultivo. Seu nome vem da palavra italiana "farina", que quer dizer "farinha". O farro é um parente antigo da espelta e do trigo duro. Atualmente, é o principal produto cultivado na Etiópia e um ingrediente refinado da cozinha italiana.

FATOS

Rico em nutrientes, o farro é uma fonte excelente de fibras, magnésio e vitaminas A, B, C e E.

•

O farro é um parente antigo da espelta e do trigo duro.

•

O farro contém glúten, mas em pouca quantidade. Portanto, pode ser consumido por pessoas com leve intolerância ao glúten.

História

O cultivo do farro, assim como o do trigo e o da cevada, começou há cerca de 10 mil anos na Ásia, na Europa e no norte da África. Sua produção diminuiu na Idade Média, época em que os fazendeiros deram preferência ao trigo, à cevada e a outros grãos de cultivo mais recente. Como conseqüência, por volta do ano de 1900, o farro era cultivado apenas em algumas áreas da Rússia, Itália, Etiópia e Índia.

Descrição

O farro é conhecido como "trigo com casca", o que significa que a semente é colhida com a casca e precisa ser descascada antes de ser processada. A parte comestível do grão está no interior da casca, que a protege de danos ambientais e da contaminação por pesticidas.

Cozinhando o farro

Lave o grão em água fria e deixe de molho por pelo menos 8 horas antes de cozinhar. Ferva-o na própria água em que ficou de molho por cerca de 2 horas. Desligue o fogo e deixe que todo o líquido remanescente seja absorvido. O farro bem preparado tem uma textura que fica entre o duro e o mastigável. Para prepará-lo na metade do tempo, utilize a panela de pressão.

Informação nutricional

O farro é uma fonte excepcional de fibra, magnésio e vitaminas A, B, C e E. Possui uma pequena quantidade de glúten, o que permite que pessoas com intolerância leve a essa proteína apreciem o grão.

Benefícios para a saúde

O farro ainda precisa ser muito estudado, mas já se sabe que é rico em nutrientes e, portanto, uma opção nutritiva e saudável.

kamut

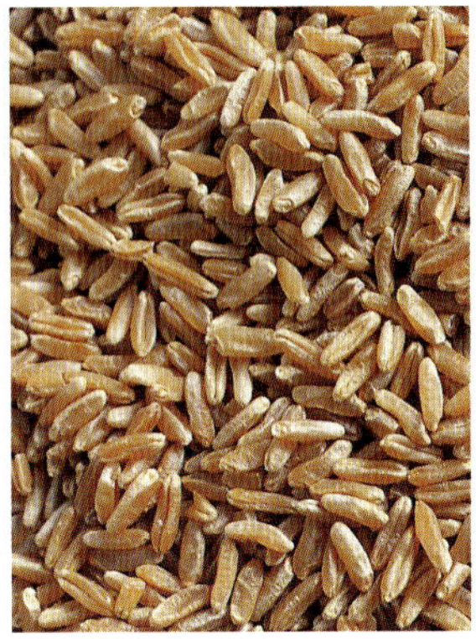

O nome kamut vem da palavra egípcia para "trigo", que também significa "alma da terra". O kamut é, na verdade, um parente antigo do trigo duro e alcança o dobro do tamanho normal da planta de trigo comum. O kamut é capaz de se desenvolver sem o uso de fertilizantes ou pesticidas e vem se tornando cada vez mais popular à medida que a demanda por produtos orgânicos cresce no mundo todo.

História

Diz a lenda que o kamut chegou aos Estados Unidos quando um soldado da força aérea americana encontrou os grãos escondidos dentro de uma caixa de pedra egípcia. Ele levou um punhado das sementes e as entregou a um amigo para cultivá-las. A safra do kamut foi uma visão incrível: as plantas se pareciam exatamente como o trigo comum, só que enormes! O amigo fazendeiro apelidou a planta "rei dos trigos" e a vendeu como um item inovador nas feiras da época. A novidade logo se esgotou e somente na década de 1980 o interesse pelo kamut ressurgiu. Atualmente, ele é cultivado em pequenas áreas dos Estados Unidos e do Canadá.

Descrição

Embora se pareça com o trigo duro, o kamut contém de 20% a 40% mais proteínas, gorduras, vitaminas e minerais. Naturalmente doce e amanteigado, fica delicioso em cereais, pratos assados, massas e pães.

Cozinhando o kamut

Para cozinhar o kamut, ferva três partes de água para cada parte do grão, adicionando uma pitada de sal. O cozimento levará 2 horas.

Informação nutricional

O kamut é uma fonte excelente de proteínas e ácidos graxos essenciais. Também é uma ótima fonte de selênio, magnésio, zinco e vitamina E. Não deve ser consumido por pessoas com intolerância a glúten ou alergia a trigo.

Benefícios para a saúde

Por ser um grão recentemente redescoberto, o kamut ainda não foi objeto de muito estudo. No entanto, por conter uma série de vitaminas, minerais, aminoácidos e antioxidantes, ele certamente oferece muitos dos mesmos benefícios que o trigo integral.

FATOS

Parente do trigo duro, o kamut contém de 20% a 40% mais proteínas, ácidos graxos essenciais, vitaminas e minerais.

•

Redescoberto recentemente, o kamut é cultivado sem o uso de fertilizantes ou pesticidas e vem se tornando cada vez mais popular à medida que a demanda por produtos orgânicos cresce em todo o mundo.

•

O kamut contém glúten e deve ser evitado por pessoas intolerantes a glúten ou a trigo.

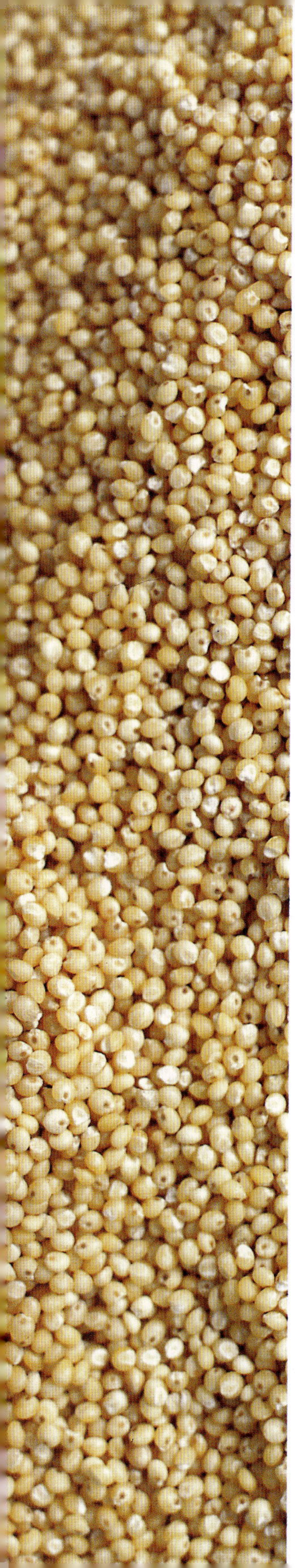

painço

O painço é um dos grãos mais antigos e nutritivos do mundo. Originário da região da Etiópia nos tempos pré-históricos, foi mencionado na Bíblia como um ingrediente do pão ázimo. Usado antigamente como ração para aves e forragem de granjas no Ocidente, vem atualmente ganhando popularidade como alimento saudável também para os seres humanos.

História

O painço sempre foi uma fonte de alimento importante tanto na África quanto na Índia, onde ainda é usado para preparar, respectivamente, o tradicional pão chato etíope, o injera, e o pão chato indiano, o roti. Na Idade Média, tornou-se popular na Europa Oriental, onde era usado na preparação de pratos tradicionais como mingau e kasha. O grão foi introduzido nos Estados Unidos no século XVIII, por colonizadores europeus. Hoje, os principais produtores são a Índia, a China e a Nigéria.

Descrição

Painço é um nome genérico que designa uma variedade de grãos, a maioria usada como ração para aves e não como alimento para seres humanos. Os mais comumente encontrados em supermercados ou lojas de produtos naturais são o *Panicum miliaceuem* e o *Setaria italica*.

O painço parece um capim comprido e é similar ao milho. Suas sementes são cobertas por uma casca dura e indigesta, por isso precisam ser descascadas para consumo. Mas, como o germe permanece intacto, a perda da casca não afeta o valor nutricional do grão. As sementes são pequenas, redondas e peroladas, e de diversas cores: amarelo, branco, cinza ou vermelho. O painço é um grão versátil que pode crescer em diversas regiões. Desenvolve-se bem tanto em climas frios quanto quentes, necessita de pouca umidade e tem um período curto de desenvolvimento.

Cozinhando o painço

É possível usar o painço para preparar praticamente tudo, desde cereais, ensopados e pães até guisados, pilafs e recheios. Você pode prepará-lo como acompanhamento, misturando-o com legumes, ou combiná-lo com uma variedade de temperos e outros grãos para fazer saladas sofisticadas.

O sabor delicioso, levemente adocicado e semelhante às nozes torna o painço ideal para muitas receitas. Antes de cozinhar, lave bem os grãos e descarte os que estiverem danificados. Cozinhe três partes de água para cada parte de painço por cerca de 30 minutos, até que toda a água seja absorvida. Desligue o fogo e deixe tampado por mais 10 minutos.

Se os grãos forem postos de molho antes de serem cozidos, o tempo de cozimento cairá para 5-10 minutos. Caso prefira uma textura mais macia, use menos água; se optar por uma textura mais crocante, coloque mais água. Para salientar o sabor do grão, toste-o em uma panela antes do cozimento. Mexa por cerca de 3 minutos em fogo baixo ou até que ele solte um aroma de nozes levemente tostadas. Quando estiver dourado, acrescente a água e cozinhe como indicado acima. Experimente diferentes tempos e métodos de cozinhar, caso deseje variar a consistência e o sabor do grão.

Com a farinha de painço, feita de painço moído, podem-se preparar assados leves e delicados. Ao fazer pães fermentados com ela, use apenas 30% e substitua o restante da farinha indicada na receita por alguma rica em glúten (como a de trigo integral, por exemplo), para que o pão cresça. Se quiser dar um aspecto crocante às massas e pães, acrescente sementes de painço cru à farinha antes de levar ao forno.

Os flocos de painço são sementes do grão achatadas. Eles podem ser misturados ao müsli ou ao mingau para um café-da-manhã mais nutritivo.

Informação nutricional

Composto principalmente de carboidratos, o painço contém ainda 15% de proteínas, além do aminoácido essencial lisina. Também é rico em fibras e vitaminas B, como a niacina, a tiamina e a riboflavina, e é uma ótima fonte de manganês, fósforo e magnésio.

O painço não contém glúten, por isso pode ser incluído na dieta de celíacos. É também um alimento alcalino, ou seja, não produz ácido, o que facilita a digestão dos portadores de doença celíaca.

Benefícios para a saúde

O painço é um grão incrivelmente saudável, especialmente para o coração. Ele é rico em magnésio, mineral que ajuda a diminuir a pressão sangüínea, pode reduzir o risco de parada cardíaca e aliviar males como enxaqueca e ataques de asma.

Além disso, o grão contém elementos fitoquímicos, como o fitato, que parece ser capaz de reduzir o risco de câncer, e o ácido fítico, que pode reduzir os níveis de colesterol.

FATOS

O germe permanece intacto mesmo após o descascamento da semente, por isso o valor nutricional do grão não é afetado.

•

Além de não conter glúten, o painço facilita a digestão dos portadores de doença celíaca.

•

Incluir o painço na dieta pode reduzir o risco de câncer e os níveis de colesterol.

•

O painço é uma ótima fonte de proteínas e nutrientes essenciais, como vitaminas B, manganês, fósforo e magnésio.

aveia

A aveia é produzida e consumida há milhares de anos. Por ser capaz de resistir a condições do solo que seriam impróprias para outros cultivos, é muito difundida em várias regiões. Hoje, os maiores produtores comerciais são a Rússia, a Alemanha, a Polônia, a Finlândia e os Estados Unidos.

FATOS

O descascamento da aveia mantém o farelo e o germe intactos, permitindo que o grão retenha as fibras e diversos nutrientes.

•

O consumo diário de aveia pode ajudar a reduzir o colesterol, fortalecer o coração, manter o peso e controlar o diabetes.

•

A aveia é uma fonte excelente de manganês, que ajuda a regular os níveis de açúcar no sangue.

•

A aveia pode provocar reações em indivíduos com intolerância ao glúten ou doença celíaca, portanto deve ser evitada por essas pessoas.

História

A aveia, geralmente consumida no café-da-manhã, possui uma origem bastante modesta. Derivada da aveia vermelha selvagem asiática, acredita-se que ela tenha crescido como uma erva daninha em meio a outras safras. Seu cultivo iniciou-se por volta de 2500 a.C., provavelmente no norte da África, no Oriente Próximo e em áreas de clima temperado da Rússia. Antes de conquistar a categoria de matéria-prima na indústria de alimentos, ela era usada como ração para animais e forragem de granjas. Durante milhares de anos, a Europa foi o centro comercial da produção de aveia, que era mais consumida na Escócia, na Inglaterra, na Alemanha e na Escandinávia. Os colonizadores escoceses a introduziram na América do Norte no século XVII.

Descrição

Após a colheita, a aveia (*Avena sativa*) passa por um processamento especial para ser oferecida ao consumidor em diversos produtos. Embora seja descascada, ela não perde nem o farelo nem o germe. Retém ainda seu sabor característico e uma grande quantidade de nutrientes e fibras.

A aveia em flocos grossos resulta da perda da casca, do aquecimento a vapor e do achatamento dos grãos. Ao ser cozida, esta variedade incha rapidamente (de 5 a 7 minutos), tornando-se fácil de mastigar e digerir. Este é o melhor tipo para preparar mingaus, müsli e salada de frutas.

A aveia em flocos finos é semelhante à aveia em flocos grossos, porém ela é fatiada até ficar bem fina antes de ser achatada. Isso permite que seja cozida mais rapidamente (de 3 a 5 minutos).

A aveia instantânea é bastante apreciada devido à sua praticidade. Ela é feita de pedacinhos de aveia pré-cozidos, ressecados e achatados.

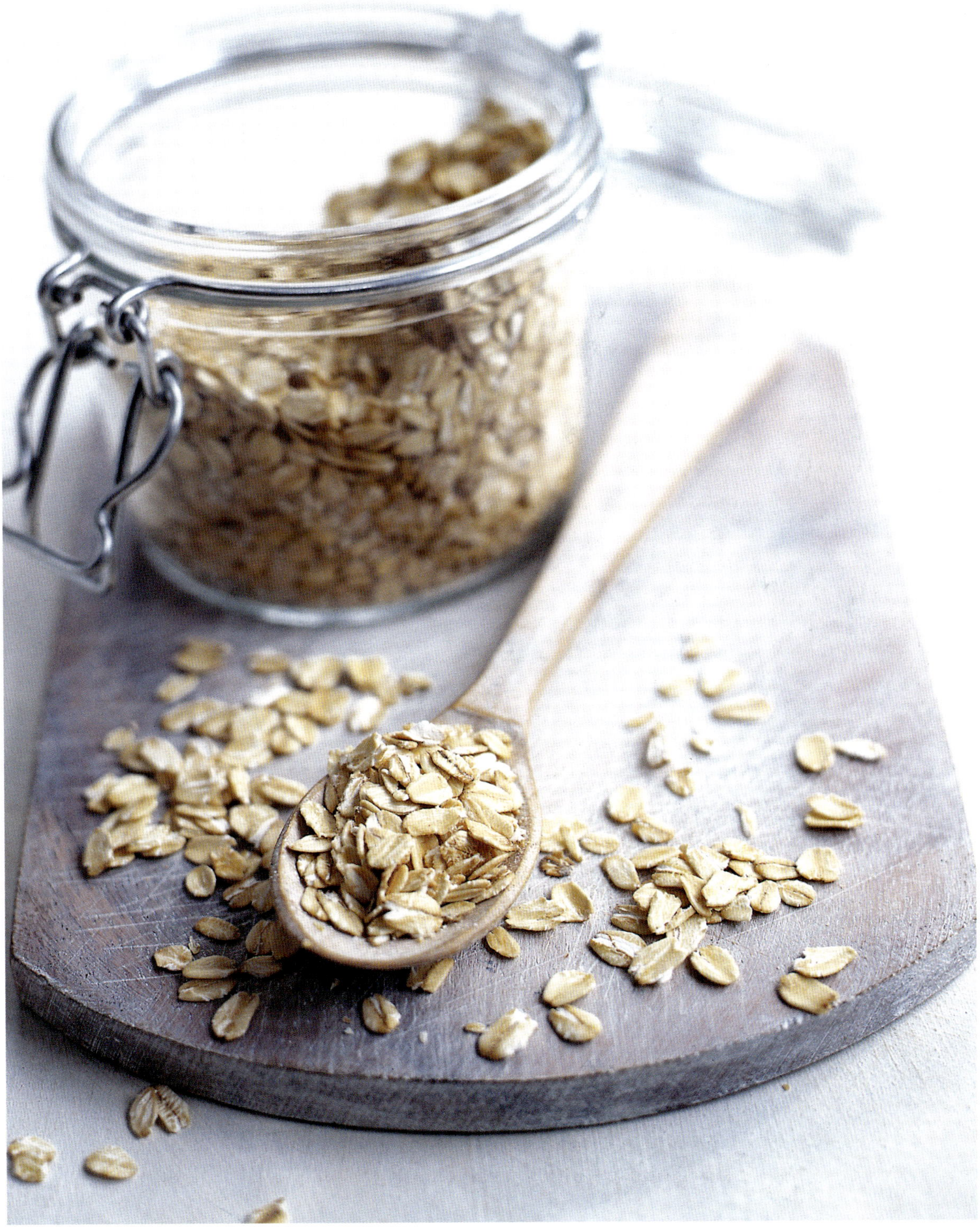

Oferecida em diferentes sabores, em geral é acrescida de açúcar, sal e outros ingredientes que deveriam ser evitados, portanto leia cuidadosamente os rótulos.

A aveia em grãos passa por um processamento mínimo, que apenas retira a casca. Por ser mais difícil de mastigar, precisa ser cozida durante mais tempo (cerca de 50 minutos) e com mais água. É indicada para preparar cereais matinais, pães nutritivos e saladas sofisticadas.

A farinha de aveia é utilizada no preparo de pães e massas, como panquecas e muffins, além de encorpar sopas e molhos. Ela é nada mais que um pó fino de aveia moída. Você pode fazer sua própria farinha triturando a aveia em flocos no processador.

O farelo de aveia (oatbran) é composto pela camada externa do grão, removida durante o processamento. Ele é encontrado em todas as aveias integrais, mas também pode ser comprado separadamente. Embora não seja um grão integral, o farelo de aveia é saudável e versátil e pode ser adicionado a cereais quentes ou frios, além de ser usado para preparar muffins, bolos e pães. Evite, porém, muffins de farelo de aveia prontos, pois eles podem conter mais de 500 calorias e muita gordura.

Cozinhando a aveia

A aveia acrescenta mais sabor e consistência, além de fibras, a qualquer receita. É recomendável adquiri-la em pequenas quantidades, pois ela contém mais gordura do que os outros grãos e pode ficar rançosa logo. Se comprar um produto pronto, como mingau instantâneo de aveia, consulte a tabela nutricional e dê preferência a versões que contenham menos açúcar.

Ao cozinhar qualquer produto à base de aveia, utilize água fervente em dobro – ou seja, duas partes de água para cada parte de grão. Como a aveia em grãos é maior do que as outras variedades, utilize três partes de água para cada parte de grão e deixe apurar por mais tempo.

Adicione farinha de aveia aos seus pratos assados preferidos, use para cobrir saladas de frutas ou experimente empanar peixes e frango.

Informação nutricional

A aveia é uma ótima fonte de carboidratos complexos e fibras, além de conter proteína. É ainda rica em vitaminas e minerais, incluindo a tiamina, o selênio, o fósforo e o manganês. Contém pequenas quantidades de folato, vitamina E, cobre e zinco. Algumas marcas instantâneas contêm

DICAS

Leia os rótulos com atenção antes de comprar aveia instantânea. Ela costuma conter sal e açúcar em excesso.

•

Os muffins de farelo de aveia feitos em casa são saudáveis, mas as variedades disponíveis no mercado muitas vezes são ricas em gorduras e açúcar.

•

A aveia possui mais gordura do que os outros grãos e pode ficar rançosa se armazenada por muito tempo.

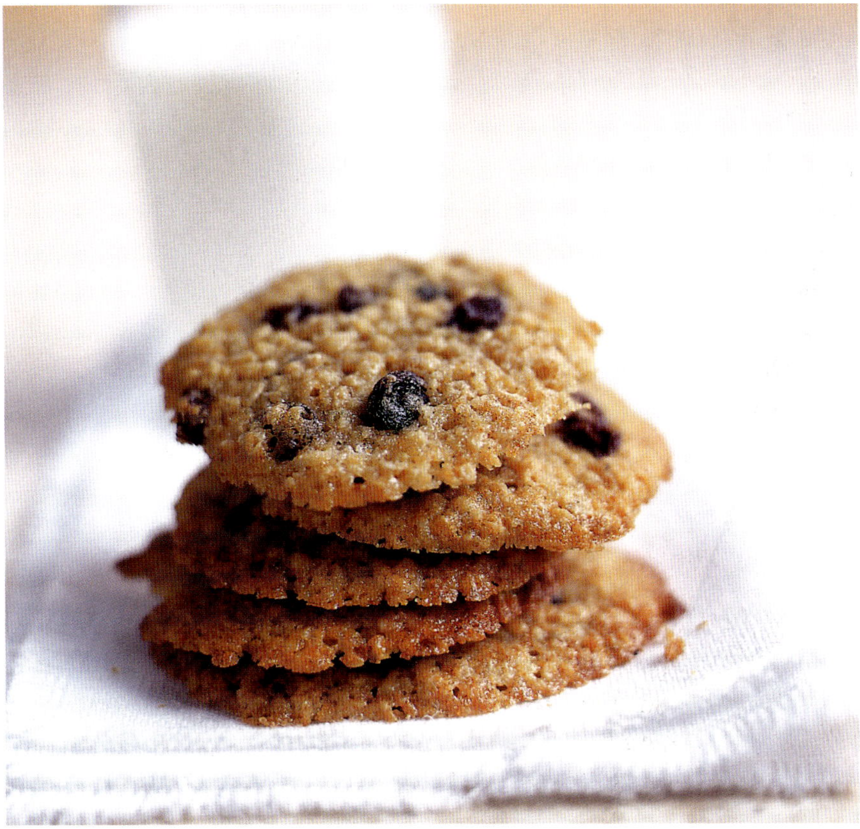

biscoitos de aveia e passas
(*ver pp. 150-1*).

mais vitaminas e minerais, como o ferro, do que outras. Evite consumir aveia se você sofre de intolerância ao glúten ou doença celíaca, pois ela pode causar reações indesejadas.

Benefícios para a saúde

O consumo diário de aveia é uma ótima maneira de manter o peso, emagrecer, diminuir o colesterol, fortalecer o coração e prevenir ou controlar o diabetes tipo 2. Para diminuir o risco de doenças cardíacas, a Food and Drug Administration (FDA), dos Estados Unidos, recomenda a ingestão de mingau de aveia associada a uma dieta pobre em gorduras e colesterol.

A maior parte do poder deste grão vem da sua enorme quantidade de fibras – das quais cerca de 55% são solúveis e 45% são insolúveis. A aveia contém mais fibras solúveis do que qualquer outro grão. Quando digeridas, elas se dissolvem em água e formam um gel viscoso que transita lentamente pelo trato intestinal. Isso pode explicar por que o consumo de aveia reduz a absorção de açúcar, ou glicose, pela corrente sangüínea, beneficiando os diabéticos do tipo 2.

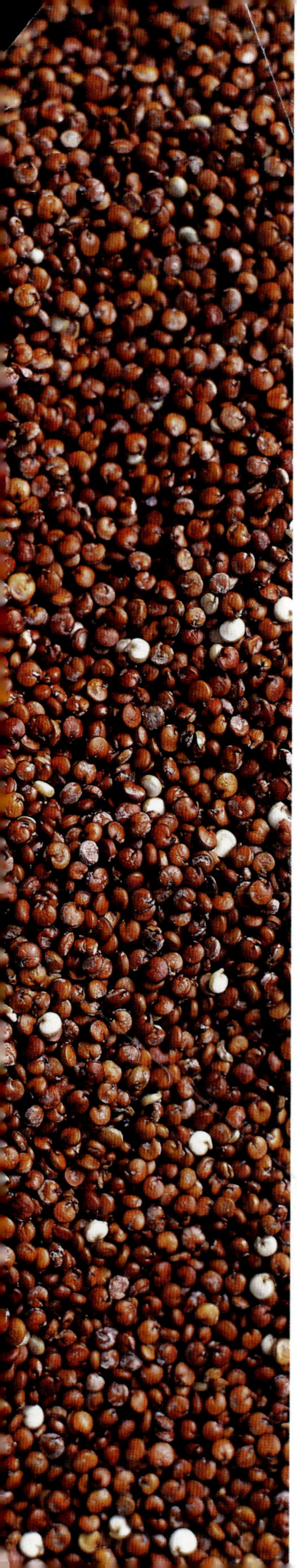

quinua

Nativa do relevo montanhoso da América do Sul, a quinua era um dos alimentos básicos da culinária inca. Por ser tão nutritiva e essencial para os guerreiros dessa civilização, recebeu o título de "ouro dos incas". Cultivada na Bolívia, no Equador, no Chile e nos Estados Unidos, a quinua é tida como o grão mais saudável do mundo.

História

Valorizada por sua capacidade de adaptação ao solo pobre e árido dos Andes, a quinua começou a ser cultivada pelos incas há cerca de 5 mil anos. Cientes de que a população necessitava do grão para sobreviver, os conquistadores espanhóis destruíram todas as plantações. Além disso, proibiram o cultivo, punindo os infratores com a morte. Felizmente, a quinua continuou a se desenvolver no solo andino, resistindo à devastação espanhola.

Na América do Norte, os benefícios da quinua permaneceram ignorados até a década de 1980. Foi só então que os fazendeiros, ao descobrirem o seu impressionante valor nutricional e o sabor leve e cremoso, começaram a cultivá-la nas Rochosas, na região do Colorado. Desde então, a popularidade do grão só aumentou.

Descrição

Embora seja tipicamente classificada como um grão, a quinua é na verdade uma semente. De nome científico *Chenopodium quino Willd.*, ela é parente distante do espinafre, da beterraba e da acelga. Suas sementes são pequenas, ovaladas e chatas, com cores que vão do amarelo ao vermelho e do roxo ao preto. A variedade mais consumida é a amarelo-pálida, quase translúcida.

O macarrão de quinua é a opção perfeita para quem procura massas deliciosas e sem glúten. É comercializado em diversos formatos e vem se tornando cada vez mais popular nas lojas de produtos naturais.

A farinha de quinua é saborosa e não contém glúten. Para assados, substitua a farinha refinada pela de quinua, usando metade da medida indicada. Porém, se a farinha da receita for integral, mantenha a mesma medida. Por conter mais gordura do que a farinha tradicional, a de quinua produz receitas deliciosas e levemente umedecidas.

Os flocos de quinua são feitos das sementes achatadas da quinua integral. São uma alternativa deliciosa para o mingau de aveia, quente ou frio. Adicione apenas leite ou água e deixe os flocos de molho por três minutos. Depois, acrescente frutas picadas, nozes e mel. Os flocos de quinua também ficam deliciosos em sopas, guisados e caçarolas.

Cozinhando a quinua

Antes de cozinhar a quinua, enxágüe-a em água fria para remover a saponina, uma camada de sabor amargo semelhante ao sabão, capaz de irritar o trato digestivo. Depois, combine uma parte de quinua com duas de água e ferva. Assim que a mistura levantar fervura, abaixe o fogo, tampe e deixe cozinhar até toda a água ser absorvida (cerca de 10 minutos). Antes de servir, deixe-a no vapor por 5 minutos e revolva-a com um garfo.

Ao preparar seus pratos preferidos de arroz, como frituras e pilafs, substitua o arroz branco pela quinua, que também serve como um ingrediente delicioso para saladas e recheios.

Informação nutricional

A quinua é fonte excelente de carboidratos e de proteínas de alta qualidade. Cerca de 13%-14% do total de suas calorias são provenientes das proteínas. Ela também contém todos os aminoácidos essenciais, incluindo a lisina, a metionina e a cistina.

Além disso, é pobre em gordura, rica em fibras e uma ótima fonte de vitaminas B e minerais, como ferro, magnésio, cálcio e potássio. Não possui glúten, portanto é indicada para portadores de doença celíaca.

Benefícios para a saúde

Considerado um grão muito nutritivo, a quinua faz bem para todas as funções do organismo. Quem sofre de enxaqueca deveria incorporá-la à dieta. O magnésio presente relaxa os vasos sangüíneos, o que deve reduzir a freqüência das dores de cabeça. Seu consumo também provou ser capaz de melhorar o metabolismo do cérebro e das células musculares – uma contribuição para diminuir a intensidade das dores de cabeça.

A grande quantidade de fibras reduz o colesterol e a pressão arterial, além de fazer cair o risco de formação de cálculos biliares e desenvolvimento de doenças cardíacas. Em suma, a quinua é um dos alimentos mais nutritivos do mundo. A introdução desses grãos em sua dieta é uma escolha inteligente e saborosa.

FATOS

A quinua é pobre em gorduras e rica em fibras. Adicionar os grãos à sua dieta pode ajudar a diminuir o colesterol e a pressão arterial, além de reduzir o risco de doenças cardíacas.

•

Segundo a Organização Mundial de Saúde (OMS), a qualidade da proteína da quinua é equivalente à do leite, o que faz dela uma fonte protéica excelente.

•

Rica em magnésio, a quinua ajuda a reduzir a freqüência e a intensidade de enxaquecas.

arroz

Cultivado há mais de 6 mil anos na Ásia, o arroz é a base da alimentação na maior parte dos países do mundo. Esse grão cresce em climas quentes e úmidos e é tão difundido que, em várias línguas, o verbo "comer" deriva da frase "comer arroz".

FATOS

As fibras e o selênio do arroz integral ajudam na prevenção do câncer de cólon.

•

O consumo de arroz integral reduz o colesterol e regula os níveis de açúcar no sangue.

•

Uma porção de arroz integral fornece 88% da quantidade diária recomendada de manganês, que ajuda a regular a glicemia no sangue.

•

O arroz não contém glúten, logo é ideal para pessoas com intolerância a essa proteína.

História

Uma antiga cerimônia religiosa chinesa se baseava na plantação anual de arroz do imperador, o que evidencia a importância do grão no mundo antigo. O arroz ainda tem valor cultural em muitos países: simboliza a fertilidade e é atirado sobre os noivos nas cerimônias de casamento. O budismo disseminou o arroz na Ásia, garantindo a importância nutricional, religiosa e política do grão por todo o continente. Após invadirem a Índia, as tropas de Alexandre, o Grande, levaram o arroz para a Europa. Por volta do século XVII, ele já era cultivado na África, na Ásia, na Europa e na América do Norte. Atualmente, cerca de 90 bilhões de quilos de arroz são produzidos a cada ano.

Descrição

Infelizmente, a maior parte do arroz colhido anualmente passa por um complicado processamento para produzir o arroz branco. As camadas do farelo e do germe – que detêm a maior parte das fibras, das proteínas, das vitaminas e dos minerais do grão – são descartadas, restando apenas o endosperma, que consiste basicamente de amido e corresponde a 75% da semente do arroz.

A forma mais pura de arroz é o arroz integral marrom (*Oryza Sativa*), que perde somente a casca não comestível. Embora seja a variedade mais comum de arroz integral, existem também as de cor vermelha, preta e roxa.

O arroz integral de grão longo é comum nas culinárias indiana e ocidental, e mantém a consistência firme após cozido. Por ser a variedade com menos amido, não gruda com o cozimento.

O arroz integral de grão médio é uma variedade mais macia e roliça que o grão longo, usada em cereais e bolos. Também é comum em pratos latinos e asiáticos, e é empregado em sopas e acompanhamentos.

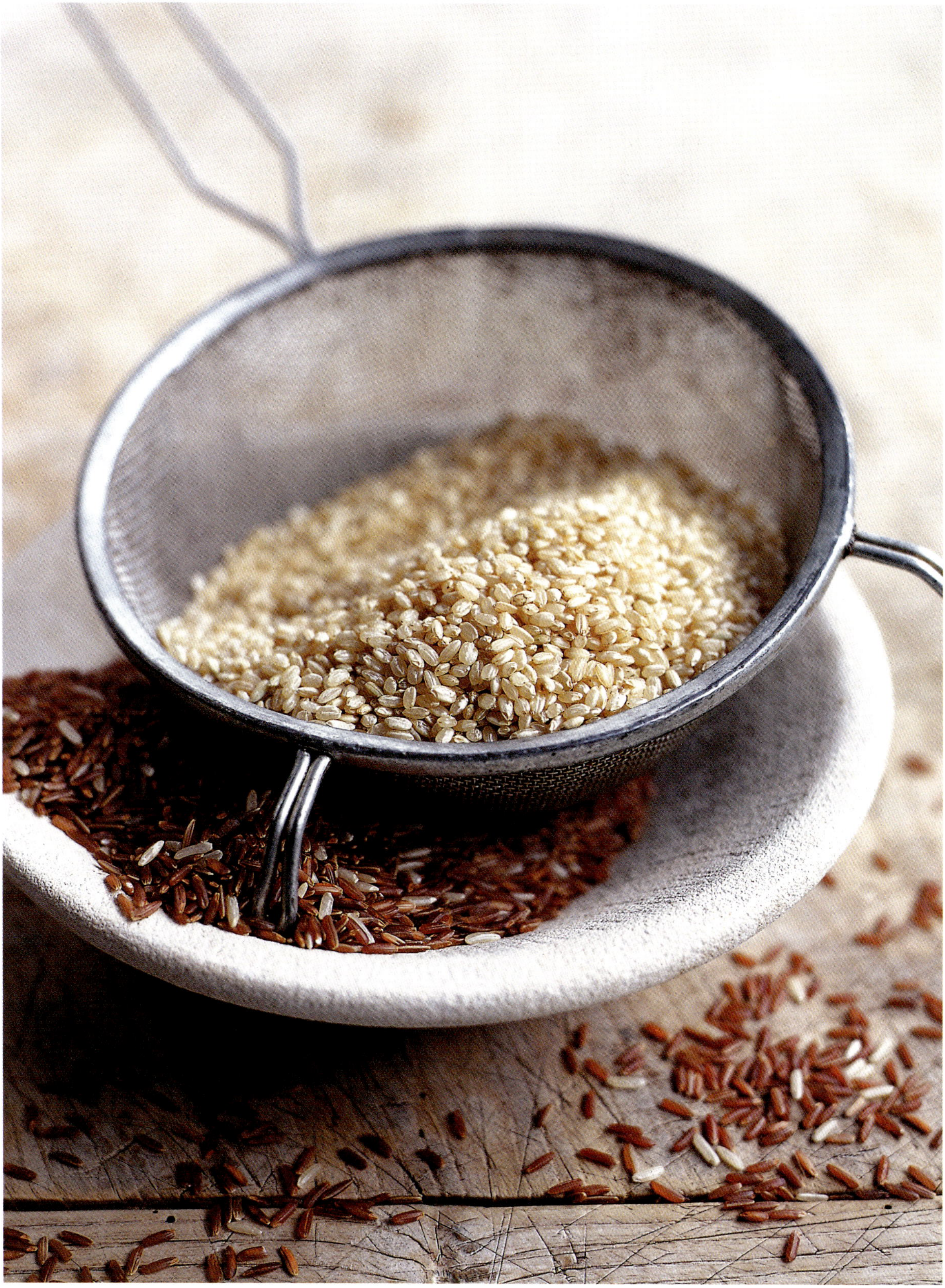

O arroz integral de grão curto, também chamado de "arroz grudento", faz parte da culinária japonesa, que o utiliza em pratos como o sushi. Porém, atualmente esses pratos costumam ser preparados com arroz branco, que, por ser processado, contém poucos nutrientes. Quando você for a um restaurante, procure comer arroz integral e o utilize também em casa.

O arroz mochi é consumido principalmente no Japão, em sushis ou sobremesas. Trata-se de uma variedade rica em proteínas e de cozimento rápido. Bastante grudento, fica quase translúcido quando cozido. Também é bastante comercializado na sua forma processada.

As variedades de arroz aromático, como o basmati indiano e o arroz jasmim tailandês, podem ser adquiridas na forma integral. O basmati, cultivado no Himalaia, é uma variedade de grão longo com leve sabor de nozes. O arroz jasmim, de sabor delicado e doce, deve seu nome ao aroma semelhante ao de jasmim.

O arroz integral de preparo rápido é uma variedade pré-cozida de arroz integral. Já estão disponíveis novas variedades que podem ser cozidas em poucos minutos.

O arroz selvagem (*Zizania aquática*) é uma espécie totalmente diversa do arroz integral e, apesar do nome, não é um arroz de verdade. Parente das gramíneas, ele floresce naturalmente nas escarpas úmidas da América do Norte. Por ser uma planta silvestre, 60% de sua safra anual é perdida, o que o torna um alimento bastante especial.

Cozinhando o arroz

Para cozinhar o arroz integral, adicione uma parte de grão para cada duas de água ou caldo pronto fervente. Quando a mistura voltar a borbulhar, abaixe o fogo, tampe e cozinhe por 35-45 minutos. Deixe o arroz absorver totalmente o líquido. Se você exceder a quantidade de água, nutrientes vitais serão perdidos com o líquido descartado.

Informação nutricional

Fonte excelente de carboidratos, manganês, selênio, fósforo, magnésio e vitaminas do complexo B, o arroz integral é um alimento altamente nutritivo. O processamento e o polimento que o convertem em arroz branco, porém, removem a maioria desses nutrientes. Por manter o farelo, o arroz integral possui quatro vezes mais fibra insolúvel do que o arroz branco. Ele não contém glúten e é um dos grãos de mais fácil digestão, o que faz dele um alimento ideal para quem tem intolerância a glúten.

DICAS

Para diminuir o tempo de preparo do arroz integral, deixe uma parte do grão de molho em duas partes de água durante a noite. Depois, cozinhe o arroz nessa mesma água.

•

Para evitar que o arroz grude, lave-o com água fria antes de colocá-lo para ferver.

•

As pessoas com intolerância glicêmica podem usar farinha de arroz caseira para preparar panquecas, biscoitos e outras receitas doces. Basta triturar o arroz integral cru com um moedor de café até obter um pó fino.

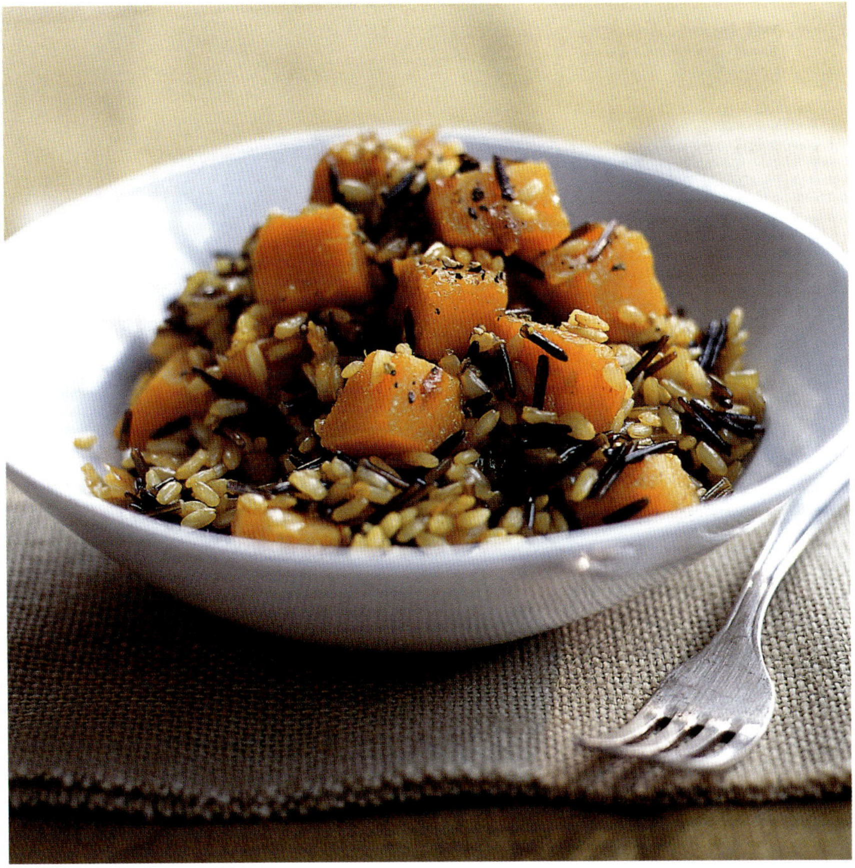

risoto de abóbora ao curry
(*ver pp. 140-1*).

Benefícios para a saúde

Os benefícios cientificamente comprovados do arroz são inúmeros. Uma porção de arroz integral contém cerca de 88% da quantidade diária recomendada de manganês, mineral que ajuda a controlar os níveis de açúcar no sangue.

Como o arroz combina fibras insolúveis e selênio, seu consumo regular pode ajudar na prevenção do câncer de cólon. As fibras insolúveis reduzem o tempo de contato de substâncias cancerígenas com as células do cólon, enquanto o selênio inibe a propagação de células causadoras de câncer.

Para quem tem colesterol alto, aconselha-se incorporá-lo à dieta. O óleo presente em seu farelo diminui o LDL (colesterol "ruim"). Além disso, o arroz integral eleva os níveis de ácido nítrico, que impede o desenvolvimento de placas ateroscleróticas. A fibra presente nesse grão ajuda a diminuir os níveis de colesterol, regula os níveis de açúcar no sangue e previne a formação de cálculos biliares.

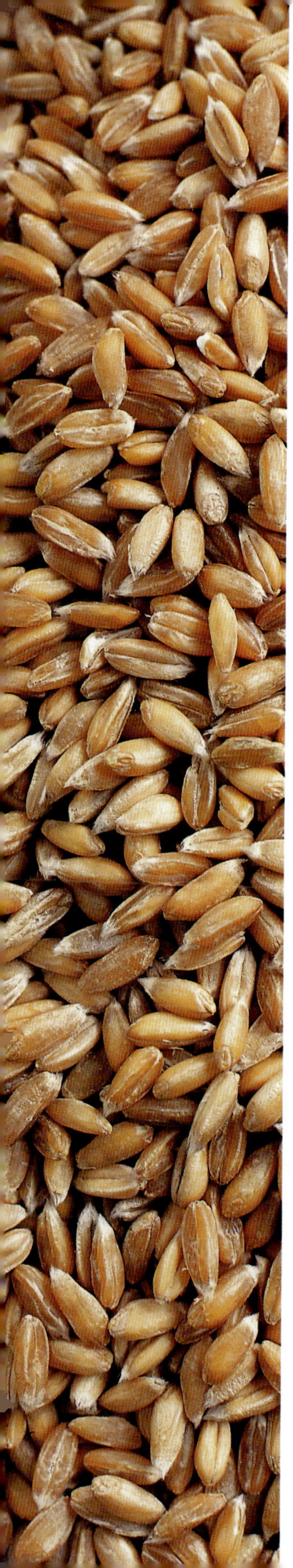

centeio

Cultivado principalmente para produzir farinha para pão, o centeio é um alimento básico em vários países do norte da Europa. A sua forma integral é deliciosa e pode servir como alternativa ao arroz, ou consumido em forma de flocos no café-da-manhã. O centeio, diferentemente de outros grãos, consegue se desenvolver em áreas muito frias e úmidas – é cultivado principalmente na Rússia, no Canadá, na Polônia, na Alemanha e na Dinamarca.

História

No início, os agricultores alemães consideravam o centeio uma erva-daninha extremamente inconveniente, pois crescia em meio às plantações de trigo e cevada. Felizmente, não demorou muito para perceberem que essa planta resistente, que crescia no clima árduo do norte, possuía um sabor único e atraente. Os países escandinavos e do leste europeu logo incorporaram o centeio à sua alimentação. Na Finlândia, o pão de centeio é assado em uma fôrma chata com um orifício central. Essa maneira tradicional relembra o tempo em que se armazenavam os pães enfileirando-os em varas horizontais sob os telhados das casas de fazenda. Na Alemanha, o pão de centeio tradicional se tornou tão comum que a palavra "jantar", *abendbrot*, significa literalmente "pão da noite".

Descrição

O centeio, *Secale cereale*, tem aparência semelhante à do trigo. Cultivado em suas diversas variedades – como o verde, o marrom e o amarelo –, ele é comercializado geralmente na forma integral. O glúten do centeio passa por um processo diferente do glúten do trigo, produzindo uma massa mais elástica e densa. O resultado são pães e massas com textura úmida, compacta e substanciosa.

Ao comprar pão de centeio, leia o rótulo da embalagem para certificar-se de que é feito com farinha de centeio integral, e não com farinha refinada e depois colorido com melado para assemelhar-se ao verdadeiro pão de centeio.

As sementes de centeio, ou grãos de centeio integral, são a forma mais pura do grão. Elas podem ser consumidas como um cereal cozido ou adicionadas a farinhas e pilafs feitos de diversos grãos.

A farinha de centeio é comercializada nas variedades clara, mediana e escura. Ao contrário do que ocorre em outros grãos, o germe e o farelo ficam fortemente ligados ao endosperma, de forma que, mesmo após o processo de moagem, a farinha de centeio retém ambos, e é, por isso, robusta e nutritiva.

Os flocos de centeio lembram a aveia em flocos. Podem ser consumidos como cereal matinal quente, semelhante ao mingau, ou acrescidos ao müsli. Também podem ser adicionados à farinha, para fazer pão, ou salpicados sobre os pães para decorá-los.

O pão de centeio alemão (pumpernickel) é feito com um fermento alemão encorpado que consiste na mistura de farinha e grãos de centeio moídos grosseiramente. O pão também contém melado, o que lhe confere a cor escura. Ao comprá-lo, verifique se é mesmo feito de farinha de centeio integral.

Cozinhando o centeio

Antes de ferver, lave os grãos em água corrente. Ferva uma parte de centeio em duas de água. Jogue uma pitada de sal e espere até a mistura tornar a ferver. Reduza o fogo e deixe cozinhar por 1 hora. Para obter grãos mais macios, deixe-os de molho à noite e cozinhe-os na água do molho por várias horas. Para preparar um acompanhamento saboroso, refogue o centeio com um pouco de azeite e sirva no lugar do arroz.

Substitua a farinha de trigo pela de centeio em qualquer uma de suas receitas. Em vez de comprar bolachas de água e sal comuns, opte pelas de centeio.

Informação nutricional

O centeio é uma ótima fonte de manganês, elemento essencial para a ação de diversas enzimas no organismo. Além disso, é fonte de fibras, selênio, fósforo, magnésio e proteína. Por conter glúten, não é recomendado àqueles com intolerância a essa proteína nem aos celíacos.

Benefícios para a saúde

As pesquisas indicam que para os diabéticos é preferível comer pão de centeio em vez de pão de trigo integral, pois aquele não induz a mesma resposta à insulina. Há indícios de que não é a fibra do pão de centeio que regula a glicemia no sangue, mas sim os grânulos ricos em amido do centeio. Acredita-se que esses grânulos formem uma massa densa, o que diminui a velocidade da digestão e leva ao retardamento da transformação do amido em açúcar, regulando os níveis de insulina.

Um componente do centeio pode reduzir os acessos de calor e o desconforto associados à redução dos níveis de estrógeno em mulheres na menopausa. Estamos falando dos fitoestrógenos, substâncias químicas semelhantes ao estrogênio natural que imitam sua ação no organismo.

FATOS

O pão de centeio é uma opção excelente para diabéticos, pois regula os níveis de açúcar no sangue.

•

A ingestão de centeio pode aliviar os acessos de calor e outros sintomas associados à menopausa.

•

Mesmo após o processo de moagem, a farinha de centeio retém o germe e o farelo, conservando assim os nutrientes essenciais do grão.

•

O centeio contém glúten, portanto, não é aconselhável àqueles que sofrem de doença celíaca ou que apresentam intolerância a glúten.

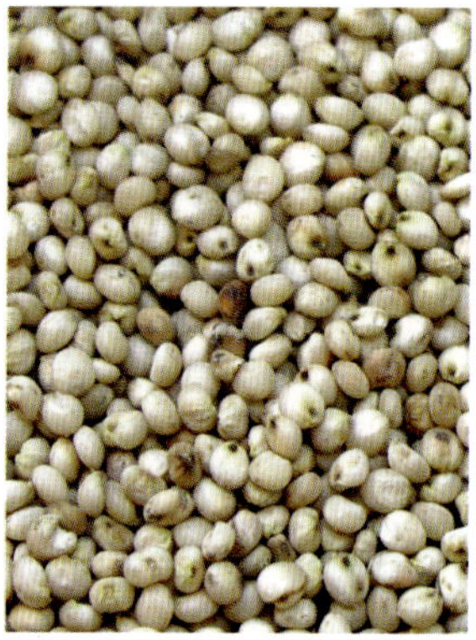

sorgo

O sorgo é cultivado na Ásia e na África há séculos. Esta planta tropical foi primeiramente semeada na Etiópia, cerca de 6 mil anos atrás. Hoje, o sorgo é o quinto grão mais popular do mundo e milhões de pessoas se beneficiam da enorme quantidade de nutrientes que ele tem a oferecer.

FATOS

Rico em fibras, o sorgo contém ainda cálcio, potássio, ferro e niacina.

•

O sorgo é versátil e pode ser empregado na forma de farinha, para fazer pães e massas; ingerido em grãos, como substituto do arroz ou de massas; cozido como mingau; estourado como pipoca; ou até mesmo fervido e transformado em cerveja.

•

Por não conter glúten, o sorgo é uma opção excelente àqueles com doença celíaca ou alergia a glúten.

•

Procure-o em lojas especializadas ou de produtos naturais.

História

O sorgo é cultivado na África e na Índia há milhares de anos. No século XIX, o grão ganhou notoriedade no Ocidente na forma de um xarope adoçante. De produção mais barata do que a cana-de-açúcar, o "melado de sorgo" se tornou extremamente consumido. Somente após o fim da Primeira Guerra Mundial, quando o custo da produção e, conseqüentemente, o preço do açúcar refinado caíram, o sorgo perdeu sua popularidade.

Descrição

Capaz de resistir às secas, a planta do sorgo cresce em climas áridos em todo o mundo. Embora seja difícil encontrá-lo em supermercados, as lojas especializadas ou de produtos naturais às vezes vendem produtos à base de sorgo, como mingau, pães e cerveja.

Cozinhando o sorgo

A farinha de sorgo é suave e, por isso, perfeita para ser combinada com outros grãos. É possível preparar facilmente pizzas, pães e massas sem glúten. Além disso, os grãos integrais de sorgo são ótimos para substituir o arroz ou as massas. Para prepará-lo, ferva uma parte de sorgo em duas de água e cozinhe por cerca de 35-45 minutos.

Informação nutricional

Rico em fibras, cálcio, potássio, fósforo, ferro e niacina, o sorgo é tão nutritivo como os outros grãos. Além de carboidratos, possui proteínas e uma pequena quantidade de gordura.

Benefícios para a saúde

Há indícios de que o sorgo seja geneticamente mais próximo do milho do que do trigo. O grão não contém glúten e pode ser consumido sem riscos por celíacos e pessoas com intolerância a glúten.

espelta

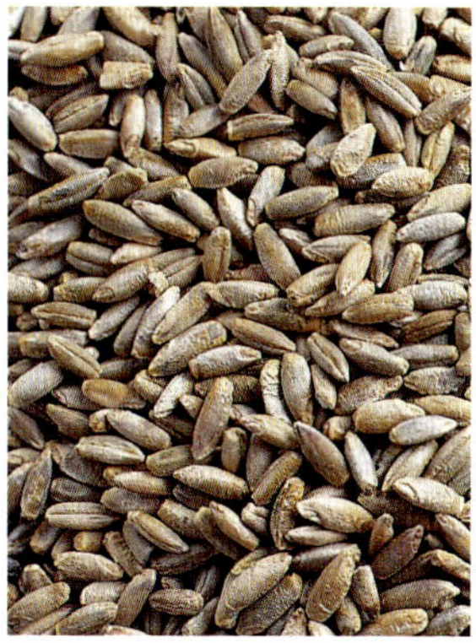

Embora as origens exatas da espelta sejam um mistério, o cultivo do grão na Europa e no Oriente Médio data de 5 mil anos atrás. Com sabor adocicado semelhante ao das nozes e textura mais leve do que a de outros grãos integrais, a espelta se tornou um dos grãos preferidos de alemães, suíços e austríacos.

História

A espelta foi muito importante na Antiguidade, e é mencionada na Bíblia como um dos sete grãos originais. Os antigos líderes romanos distribuíam o grão aos pobres como parte de um dos primeiros sistemas de assistência social da humanidade. Com a migração das populações pela Europa, a espelta foi introduzida em novas regiões.

Descrição

A espelta (*Triticum spelta*) mantém sua casca externa robusta, que protege o grão de poluentes e ajuda a manter os nutrientes e o frescor.

Cozinhando a espelta

Os produtos feitos com farinha de espelta não costumam crescer de forma uniforme quando assados, pois são pobres em glúten. Faça experiências com a quantidade de líquido indicada na receita ou misture a farinha de espelta com uma farinha rica em glúten para obter melhores resultados. Para cozinhar os grãos de espelta, deixe-os de molho durante a noite e escorra. Ferva uma parte do grão para cada duas de água. Cozinhe em fogo baixo por cerca de 1 hora.

Informação nutricional

A espelta é uma fonte excelente de fibras e vitaminas do complexo B, além de apresentar de 10% a 25% mais proteína do que o trigo. O grão contém uma pequena quantidade de glúten, portanto não é apropriado para pessoas com doença celíaca ou intolerância a glúten.

Benefícios para a saúde

A espelta é uma fonte excelente de riboflavina, vitamina que reduz a freqüência de enxaquecas, pois restaura o metabolismo do sistema nervoso das células. Graças à sua alta quantidade de fibra solúvel, a espelta ajuda a reduzir os níveis de colesterol no sangue.

FATOS

Extremamente nutritiva, a espelta é uma fonte excelente de fibras, vitaminas do complexo B e proteínas.

•

O consumo de espelta pode reduzir a freqüência de enxaquecas, graças à alta quantidade de riboflavina presente nesse grão.

•

A grande quantidade de fibra solúvel da espelta reduz o colesterol e melhora a razão entre o colesterol "ruim" (LDL) e o "bom" (HDL).

•

A indústria de produtos agrícolas adotou o cultivo de espelta, que é mais resistente do que as outras variedades de trigo e não requer o uso de fertilizantes.

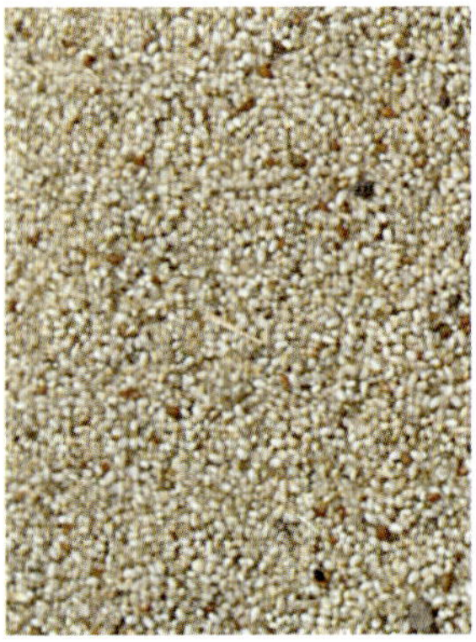

teff

Pequeno grão repleto de nutrientes, o teff é, na realidade, o menor grão do mundo – são necessários cerca de 150 grãos para atingir o peso de um grão de trigo. Seu nome vem da palavra amárica etíope "perda", porque o tamanho reduzido do teff dificultava enormemente sua colheita pelos agricultores.

FATOS

Formado basicamente por farelo e germe, o teff é rico em proteína, fibras e uma série de vitaminas e minerais.

•

A inclusão do teff na dieta diária pode reduzir a incidência de diabetes tipo 2, graças a seu teor de fibras.

•

Por não conter glúten, o teff é indicado a pessoas que sofrem de doença celíaca e intolerância a glúten.

•

O teff cru pode ser consumido em lugar de nozes, castanhas ou sementes de gergelim. Utilize-o em panquecas, mingaus e receitas de pão para acrescentar sabor e fibras.

História

Cultivado inicialmente na Etiópia, entre 4000 e 1000 a.C., o teff ainda integra a dieta daquela região. O injera, pão etíope feito de teff fermentado, é consumido em todo o país. Apenas recentemente o grão chegou à Europa e à América do Norte, mas está se popularizando: fica cada vez mais fácil encontrá-lo em lojas de produtos naturais e outras casas especializadas.

Descrição

O teff cresce tanto em climas áridos quanto em regiões alagadas e suas variedades são: branco, vermelho-escuro, marrom ou roxo. As variedades brancas apresentam leve sabor semelhante às castanhas, enquanto as variedades escuras possuem um sabor mais marcante, que lembra o da avelã.

Cozinhando o teff

Para preparar o teff, ferva três partes de água para uma de grão. Abaixe o fogo, tampe e cozinhe por 15-20 minutos ou até que toda a água seja absorvida. Retire do fogo e deixe a panela tampada por 5 minutos.

Informação nutricional

Por ser tão pequeno, o grão de teff consiste basicamente dos nutritivos farelo e germe. É rico em fibras, cálcio, fósforo, ferro, cobre e tiamina. Sua proteína é de uma qualidade excepcional, com níveis de lisina (um aminoácido) maiores do que os do trigo e da cevada. O teff também é pobre em gorduras e não contém glúten, o que faz dele uma boa opção para celíacos.

Benefícios para a saúde

Devido à sua grande quantidade de fibras, há indícios de que o teff regule a glicemia no sangue com mais eficiência do que os outros grãos. Um estudo recente sugere que uma dieta rica em teff (quando comparada à típica dieta ocidental) pode estar relacionada à redução da incidência de diabetes tipo 2.

triticale

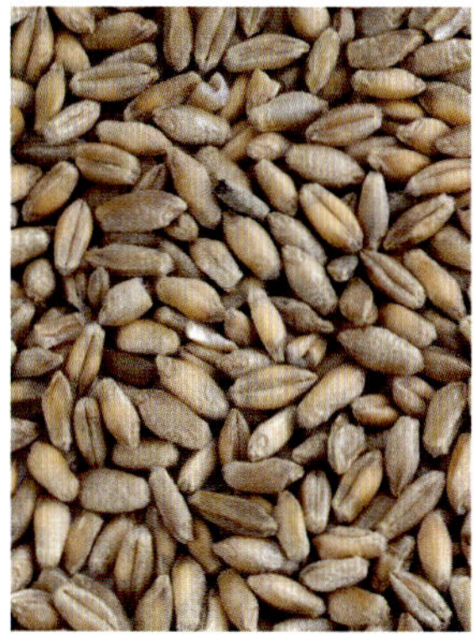

Híbrido do trigo com o centeio, o triticale foi produzido comercialmente pela primeira vez há apenas 80 anos. Hoje, há 2,4 milhões de hectares de plantações deste grão prodigioso em todo o mundo. A China, a França, a Polônia e a Alemanha são responsáveis por 90% da produção do grão, que lentamente vem ganhando popularidade.

História

Esse cruzamento entre o trigo e o centeio nasceu da necessidade de um grão rico em proteínas que fosse capaz de se desenvolver em áreas onde não era possível cultivar trigo. O triticale combina a capacidade fenomenal do centeio de crescer em condições adversas com a resistência a doenças e a grande quantidade de proteína do trigo. Os pesquisadores deram a esse "grão milagroso" os nomes científicos de seus "pais": trigo (*Triticum*) e centeio (*Secale*).

Descrição

O triticale é comumente vendido nas formas de farinha, grãos e flocos. A farinha de triticale pode substituir bem a farinha de trigo. Ao usá-la nas receitas de pão, porém, sove a massa levemente e permita que ela cresça apenas uma vez, para não atrapalhar o processo de fermentação. Os flocos de triticale fervidos dão um delicioso cereal matinal, enquanto os grãos saborosos (*ver abaixo*) são perfeitos para acompanhar ou integrar um prato principal.

Cozinhando sementes de triticale

Adicione uma parte de grão a seis partes de água fria e deixe de molho durante a noite. Na hora de cozinhar, adicione 240 ml de água e ferva. Cozinhe por cerca de 45-60 minutos. Se desejar, após o cozimento deixe os grãos na geladeira por 24 horas antes de servir.

Informação nutricional

O triticale é pobre em gordura, rico em fibra e ótima fonte de carboidratos e proteínas, mas contém glúten, logo deve ser evitado por celíacos.

Benefícios para a saúde

Não existem ainda muitos estudos sobre o triticale. No entanto, a sua grande variedade de nutrientes, a quantidade de fibras e sua similaridade com o trigo e o centeio fazem da inclusão do triticale na dieta uma decisão inteligente e saudável.

FATOS

O triticale é um cruzamento resistente e altamente protéico entre o trigo e o centeio.

•

Trata-se de um grão versátil que vem ganhando popularidade. O triticale pode ser encontrado em lojas especializadas na forma de farinha, de sementes e de flocos.

•

O glúten presente no triticale é mais delicado do que o do trigo. Ao fazer pão, amasse a massa de leve e permita que ela cresça apenas uma vez.

•

Por conter glúten, o triticale não é recomendado a pessoas com doença celíaca ou intolerância a essa proteína.

trigo

É difícil imaginar o mundo sem trigo. Ele compete com a cevada como um dos cereais cultivados há mais tempo. Aclamado como o grão mais importante do mundo, o trigo é essencial na alimentação da maioria dos povos e chegou a ser considerado o "sustento da vida". Consuma o trigo integral em vez do refinado para aproveitar seus benefícios nutricionais.

FATOS

O consumo do farelo de trigo pode reduzir os sintomas da diverticulite e da prisão de ventre, além de estar relacionado à redução do risco de câncer de cólon e de mama.

•

Pobre em gorduras, o trigo contém vários aminoácidos essenciais e é uma fonte excelente de fibras.

•

As espécies de trigo são divididas em variedades duras e macias. O trigo duro gera uma farinha fina, perfeita para pães. O trigo macio é menos protéico e ótimo para preparar biscoitos e bolos.

História

Cultivado pela primeira vez na Ásia Ocidental, entre 8 e 10 mil anos atrás, o trigo foi largamente responsável pela transição dos homens de caçadores-coletores a agricultores sedentários. Os antropólogos acreditam que os primeiros homens mastigavam as sementes de trigo, e só mais tarde aprenderam a triturá-las, transformando-as em farinha e misturando-as com água para formar mingau. Os gregos, romanos e sumérios antigos demonstravam a importância do trigo ao adorar deuses e deusas representantes do grão. Na China, há indícios de cerimônias de celebração do trigo datadas de no mínimo 2800 a.C. Os egípcios prepararam o primeiro pão do mundo com trigo e cevada, há cerca de 6 mil anos. Assado em fornos de barro, o pão se tornou a base da dieta do Egito antigo.

Descrição

As diferentes espécies de trigo podem ser divididas entre as variedades duras e as macias. O trigo duro fornece uma farinha fina ideal para o preparo de pães. O alto índice de proteína (12% a 18%) permite que a farinha de trigo duro absorva uma quantidade significativa de água, incrementando a massa. Já as variedades mais macias contêm menos proteína (8% a 11%), e suas farinhas são apropriadas para o preparo de bolos, biscoitos, bolachas de água e sal e cereais matinais.

A farinha de trigo duro é facilmente reconhecida pela semente grande cor de âmbar. É a variedade mais dura, com alto índice de proteína (14% a 16 %) e de glúten, por isso adequada para o preparo de produtos feitos com massa consistente e de alta qualidade. Quando moído, o endosperma do trigo duro se transforma em semolina, o amido da farinha do grão. Depois que o processo de moagem remove o germe e o farelo da semolina, ricos em nutrientes, a farinha é enriquecida com alguns desses nutrientes retirados – principalmente tiamina, riboflavina, niacina e folato. Felizmente, muitos produtores de massa estão usando a farinha de trigo duro integral para preparar massas integrais nutritivas e deliciosas.

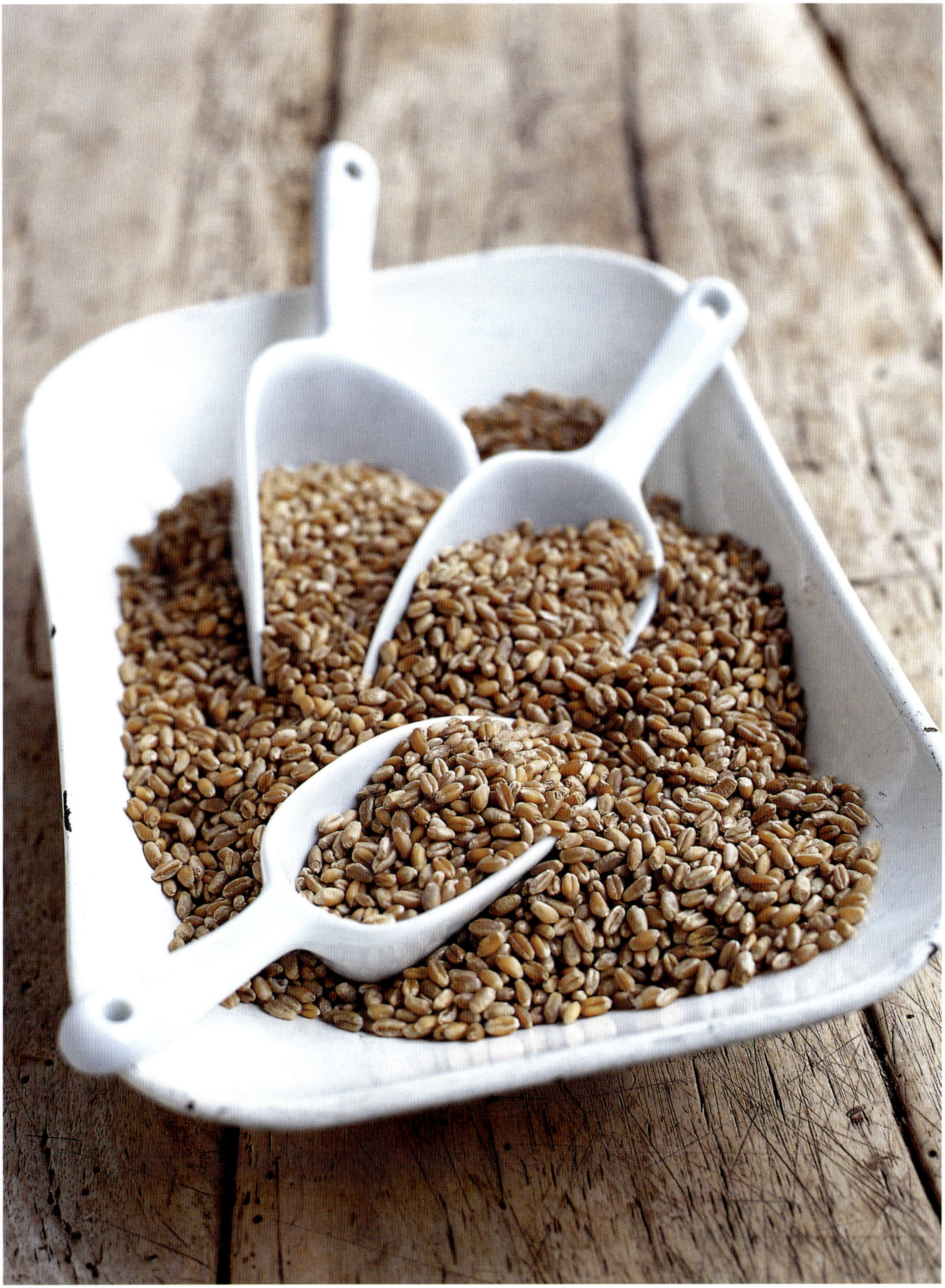

A farinha de trigo integral é preparada com a moagem do grão inteiro até obter um pó fino. Como o germe e o farelo não são descartados, nenhuma parte das vitaminas, dos minerais ou da fibra se perde no processo. As variedades incluem a farinha de trigo integral para assar e a moída. De valor nutricional similar, essas farinhas são praticamente sinônimos.

Fique atento ao comprar farinha de trigo integral. As indicações "enriquecida", "sem corantes" e "farinha de trigo" não significam que a farinha seja integral. Ao escolher produtos de trigo, procure pela palavra "trigo integral" no topo da lista de ingredientes.

Os grãos do trigo são o fruto seco da planta de trigo, também conhecidos como sementes. São a forma mais pura do grão e suas cores variam entre branco, vermelho e roxo. Servem para preparar saladas deliciosas ou como acompanhamento.

O trigo para quibe é uma variedade de trigo pré-cozida feita a partir das sementes de trigo fervidas, secas e partidas – assim, a perda do farelo externo é reduzida. Essa é uma maneira rápida de cozinhar o trigo integral, que fica com um sabor delicioso, semelhante às nozes, e um tom que pode variar entre o dourado (trigo libanês) e o marrom (trigo mais comumente comercializado). O trigo para quibe pode ser servido sozinho ou como acompanhamento. Existem três variedades: grosso, médio e fino. O grosso costuma ser preparado como o arroz e usado em pilafs e caçarolas; o médio em geral é consumido como cereal matinal; já o fino é um ingrediente fundamental em pratos como o tabule, salada típica árabe.

O trigo partido costuma ser confundido com o trigo para quibe. É feito de sementes cruas de trigo integral que foram quebradas até virarem grânulos. Mas não é pré-cozido, como o trigo para quibe, e possui sabor mais suave. Pode ser encontrado nas variedades fino, médio e grosso, e geralmente é usado em pilafs e saladas.

Cozinhando o trigo

As páginas 78-79 apresentam dicas detalhadas de como substituir a farinha refinada pela farinha de trigo integral, rica em nutrientes.

Ao cozinhar o trigo em grão, é importante lavar primeiro. Ferva uma parte de trigo em três de água. Por sua alta capacidade de absorção, uma medida de grãos crus rende duas vezes mais quando cozida. Para economizar tempo, deixe-os de molho durante a noite na água em que pretende cozinhá-los. Assim, eles cozinharão em 25 minutos; do contrário, o cozimento levará 45 minutos. Se precisar gastar ainda menos tempo, misture uma parte de grão a duas de água e cozinhe no microondas por 15-18 minutos.

DICAS

Para maiores benefícios à saúde, substitua a farinha refinada pela de trigo integral ao preparar pães, muffins e até mesmo massas de pizza (*para mais dicas, ver pp. 78-9*).

•

Ao comprar produtos de trigo, como pão francês, muffins ou bolachas de água e sal, procure por "trigo integral" no topo da lista de ingredientes. Prefira massas feitas com trigo duro.

•

Para economizar tempo no cozimento dos grãos de trigo, misture uma parte de grão e duas de água e aqueça no microondas por 15-18 minutos.

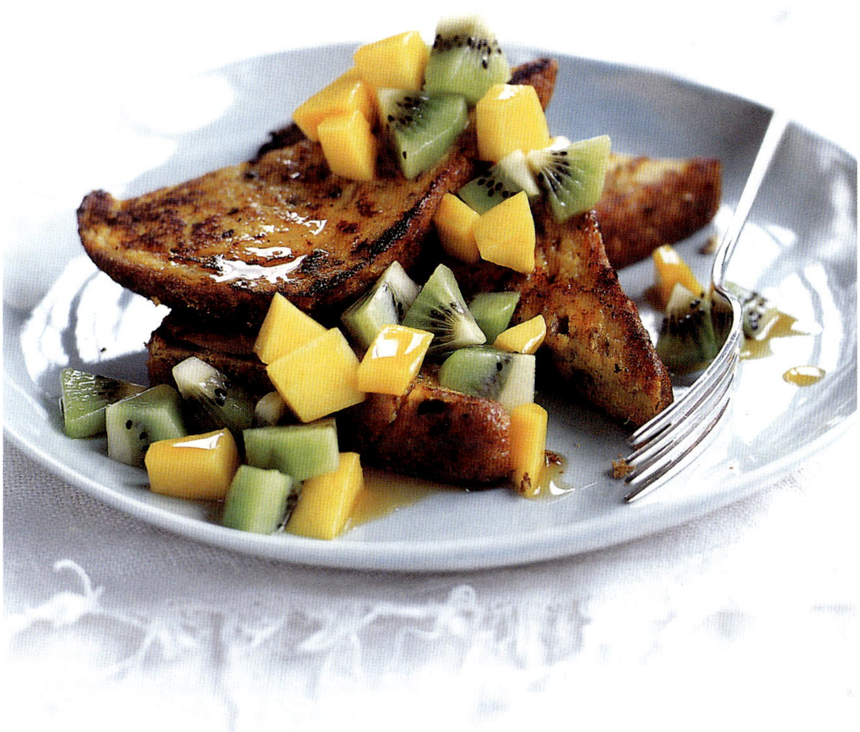

rabanada integral com molho de manga e kiwi (*ver p. 90*).

Informação nutricional

O trigo integral contém carboidratos e uma série de nutrientes, incluindo cálcio, ferro, vitaminas do complexo B, magnésio e fósforo. Ele é pobre em gordura, contém vários aminoácidos essenciais e é uma fonte excelente de fibras. O trigo contém glúten, portanto não é indicado a pessoas com doença celíaca ou alergia a proteína.

Benefícios para a saúde

O farelo de trigo pode ser a cura para a prisão de ventre. Estudos apontam que com a inclusão de apenas 75 g desse farelo na dieta diária os sintomas de diverticulite e constipação crônica são bastante reduzidos. Acredita-se também que o farelo do trigo ajude na prevenção do câncer de cólon. Há indícios de que ele reduza a concentração de enzimas bacterianas e de ácidos biliares – supostos causadores do câncer de cólon – nas fezes. Outro estudo recente descobriu que a fibra insolúvel contida no farelo do grão diminui os níveis de estrógeno no sangue, o que talvez reduza o risco de câncer de mama.

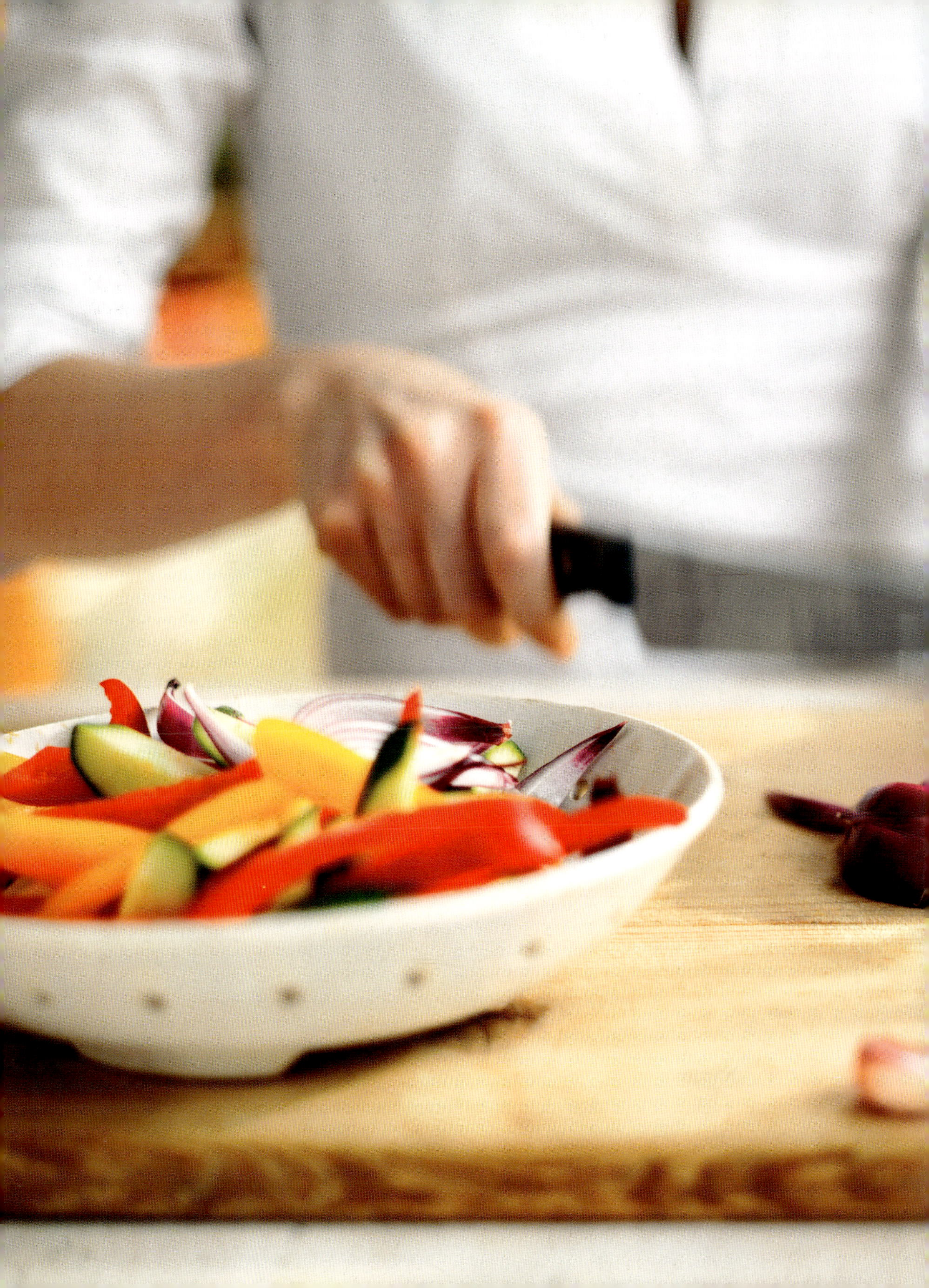

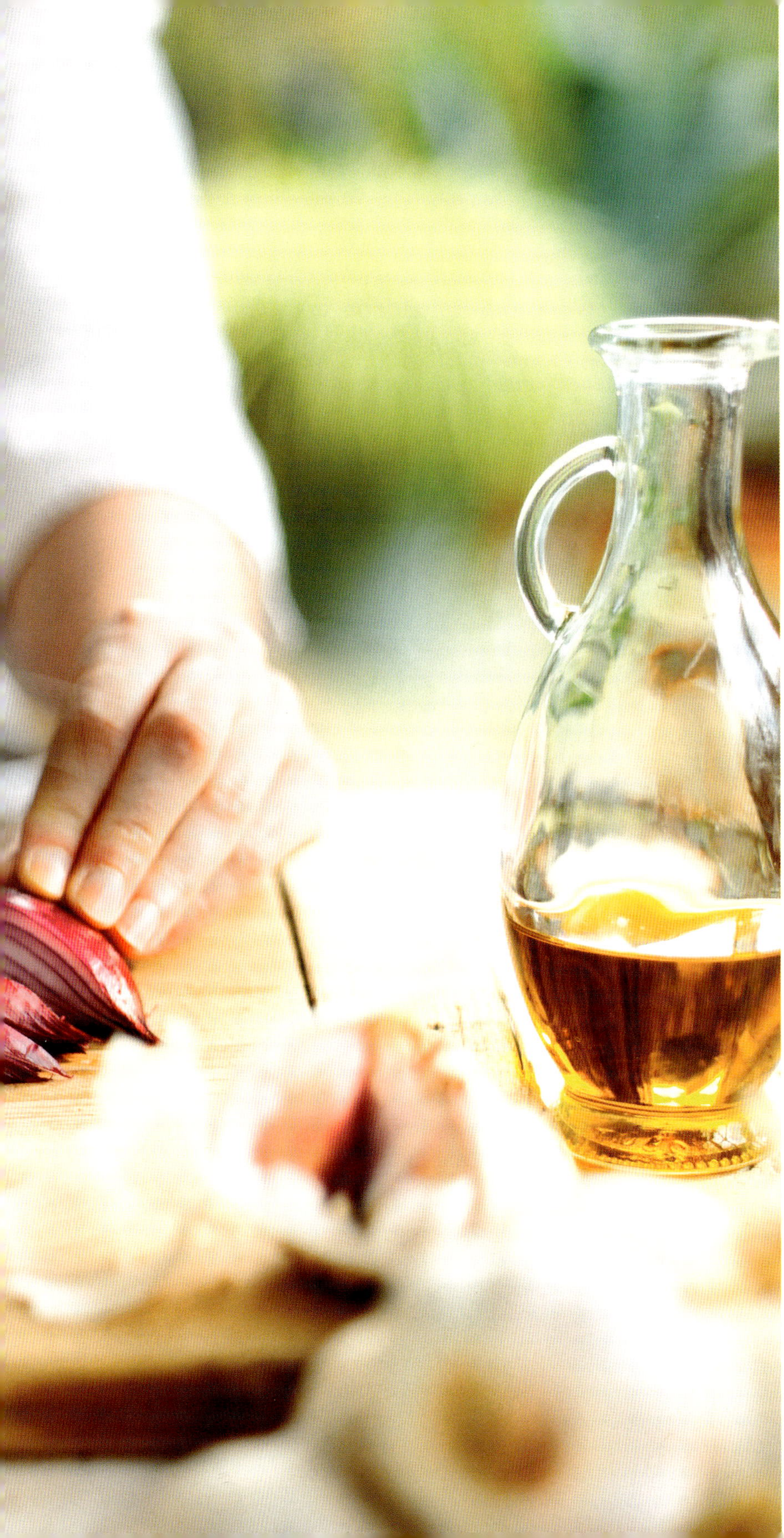

a dieta

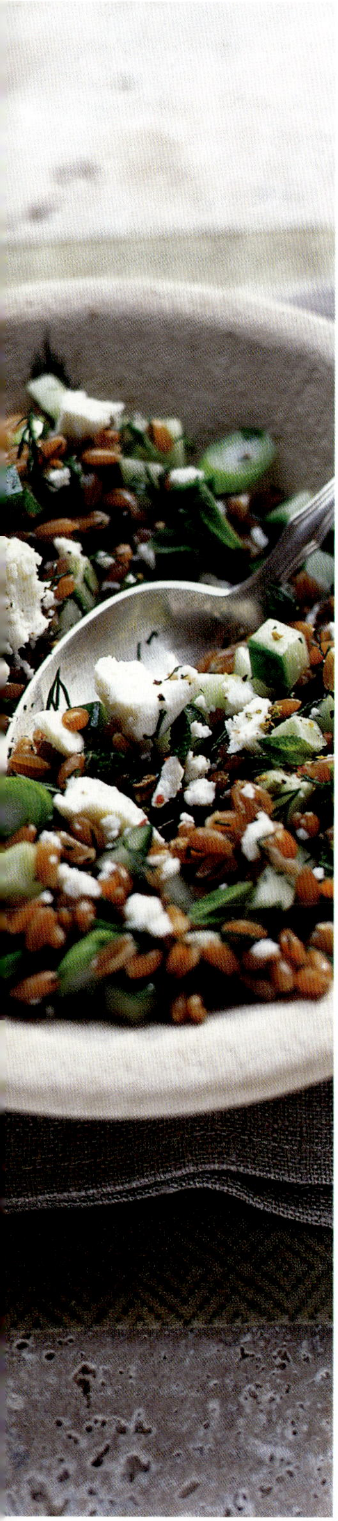

sobre a dieta

Se você é como a maioria das pessoas, provavelmente ingere menos do que uma porção de grãos integrais por dia. É claro que pode parecer difícil consumir três – ou mais – porções diárias (como é recomendado pelos nutricionistas), mas essa dieta de quatro semanas mostrará que isso é possível. Com diversas receitas à base de grãos integrais, ela o ajuda a emagrecer e manter o peso por muito tempo. Aqui estão algumas dicas e regras para guiá-lo nas próximas quatro semanas.

Beba bastante água e evite a cafeína

Adicionar fibra na forma de grãos integrais à dieta dá volume ao bolo fecal, o que ajuda a evacuar regularmente. Lembre-se, porém, de beber entre 6 e 8 copos de água por dia, para prevenir inchaços e prisão de ventre. Limite o consumo de bebidas cafeinadas como os chás preto, mate e verde, café ou refrigerantes à base de cola. Prefira versões descafeinadas ou chás de ervas e, ao tomar leite, opte pelo desnatado. Beba sucos de frutas e de vegetais somente nos dias prescritos.

Limite o consumo de álcool

O álcool não deve ser consumido durante as duas primeiras semanas da dieta. Nas duas últimas semanas, limite o consumo para uma dose ao dia – que corresponde a 330 ml de cerveja, 175 ml de vinho ou 30 ml de destilado misturado com bebida dietética.

Coma no horário

Tente comer sempre nos mesmos horários. Isso ajuda a manter estáveis os níveis de açúcar no sangue e a controlar a fome. Procure também comer devagar, assim você terá mais tempo para saborear as suas refeições e lanches.

Dicas para cozinhar de forma saudável

Retire sempre a gordura das carnes antes de cozinhá-las. Utilize pouca quantidade de óleos vegetais e panelas antiaderentes para reduzir a necessidade de calorias extras. Tempere com ervas e outros condimentos, e diminua o sal, para reduzir a ingestão de sódio.

Cálcio e multivitamínicos

Tome um suplemento alimentar multivitamínico todos os dias para garantir a ingestão de todos os nutrientes necessários. Beba leite desnatado diariamente (ou leite de soja enriquecido com cálcio) para garantir o consumo suficiente de cálcio.

Exercite-se regularmente

Tenha por objetivo principal exercitar-se 3 horas por semana. Respeitando sua condição física, comece devagar e progrida aos poucos. Comece aumentando a freqüência das caminhadas e usando as escadas sempre que possível.

Ao comer fora

Quando for a restaurantes, não engula toda a porção servida: coma até se sentir satisfeito mas não estufado. As páginas 154-5 trazem mais dicas para consumir grãos integrais ao alimentar-se fora de casa.

Comidas vegetarianas

Sinta-se livre para substituir quaisquer carnes das receitas ou da dieta sugerida por outro alimento com a mesma quantidade de proteínas, como tofu ou PVT (proteína vegetal texturizada).

Simplifique

Essas receitas são fáceis de preparar e procuramos simplificá-las ao máximo. Se não quiser cozinhar todos os dias, selecione as que se encaixam melhor no seu estilo de vida e prepare quantidades maiores. (Lembre-se de que várias receitas podem ser congeladas ou preparadas com antecedência.) Se você tem pouco tempo ou recursos escassos, concentre-se nos princípios da dieta e dê preferência a pratos rápidos e básicos. Por exemplo, misture 30 g de uma fonte magra de proteína (como frango sem pele ou tofu) e 30 g do seu grão favorito com vegetais refogados. Ou então prepare 125 g de macarrão integral com molho de tomate, uma fonte de proteínas, e verduras ou legumes. Se não encontrar algum dos ingredientes, substitua-o por um similar. Por exemplo, use outro óleo vegetal em lugar dos óleos sugeridos, ou substitua um grão menos comum indicado nas receitas por outro mais fácil de encontrar.

Saúde sem dieta

Se você deseja se beneficiar dos grãos integrais mas não precisa emagrecer, procure comer as três porções diárias recomendadas. Descubra maneiras de incluir mais grãos na sua dieta, por exemplo, substituindo os *croûtons* comuns da salada por outros de trigo integral, ou preparando suas receitas com farinha de trigo integral e não com farinha branca refinada. Entretanto, não exagere no consumo dos grãos, pois você poderá ingerir calorias demais. Se você começar a consumir biscoitos de grãos integrais após as refeições, poderá ganhar peso, caso não tenha o hábito de comer sobremesa. Fique atento ao tamanho das porções indicadas nas receitas e, se costuma beliscar entre as refeições, substitua os alimentos refinados pelos de grão integral.

RECOMENDAÇÕES

Beba de seis a oito copos de água por dia.

•

Não beba álcool nas duas primeiras semanas da dieta.

•

Na 3ª e 4ª semanas da dieta, você pode consumir uma dose de bebida alcoólica por dia.

•

Procure se exercitar no mínimo três horas por semana.

•

Limite o consumo de sal – substitua-o por ervas secas ou frescas.

•

Ao cozinhar, utilize pouca quantidade de óleos vegetais e panelas antiaderentes para reduzir a quantidade de calorias consumidas.

•

Se não pretende seguir a dieta sugerida, substitua os produtos refinados pelos integrais.

1ª semana

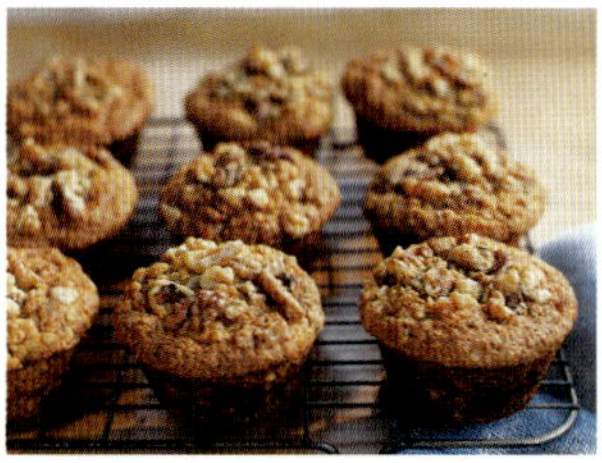

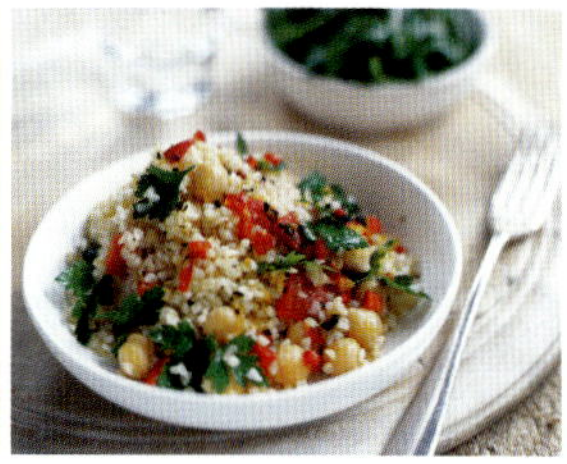

	segunda-feira	terça-feira	quarta-feira
café-da-manhã	1 Muffin de banana, nozes e farelo de aveia (*ver pp. 88-9*) com 1 colher (chá) de margarina light; 240 ml de leite desnatado.	225 g de mingau de aveia feito com leite desnatado e 2 colheres (sopa) de uvas-passas.	1 barra de cereal integral; ½ grapefruit; 100 g de iogurte desnatado.
lanche	200 g de iogurte desnatado; 2 colheres (sopa) de uvas-passas.	1 maçã; 2 colheres (sopa) de nozes sem sal.	60 g de cereal integral light com 240 ml de leite desnatado.
almoço	1 porção de Sopa de abobrinha, cevadinha e cogumelos (*ver p. 91*); 6 biscoitos integrais.	1 Sanduíche de quinua e atum no pão integral (*ver p. 111*) com 1 fatia de tomate e 1 colher (sopa) de maionese light.	1 porção de Salada de trigo com limão, grão-de-bico e pimentão (*ver pp. 104-5*); salada verde com 2 colheres (sopa) de molho para salada light.
jantar	170 g de salmão grelhado; 150 g de arroz integral; vagens ao vapor com amêndoas; salada verde com 2 colheres (sopa) de molho para salada light.	1 porção de Feijão com espelta (*ver p. 122*); pimentões vermelhos e verdes no vapor.	170 g de peixe grelhado com cebola, pimenta e salada de tomate; 1 porção de Purê de painço (*ver p. 131*); espinafre ao vapor.
sobremesa ou lanche	3 kiwis.	1 melão-cantalupo fatiado.	125 g de grãos de trigo com 100 g de iogurte desnatado.

quinta-feira	sexta-feira	sábado	domingo
	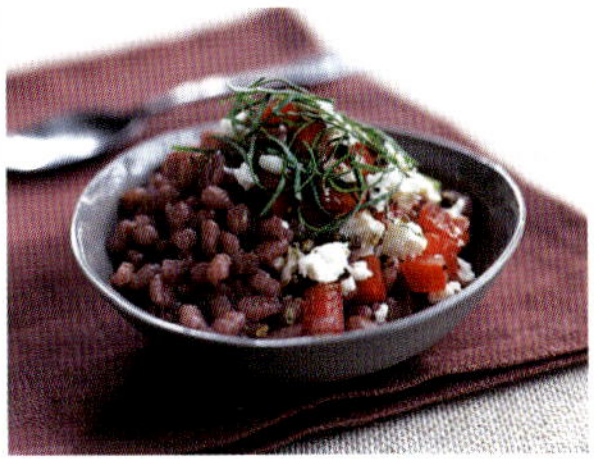		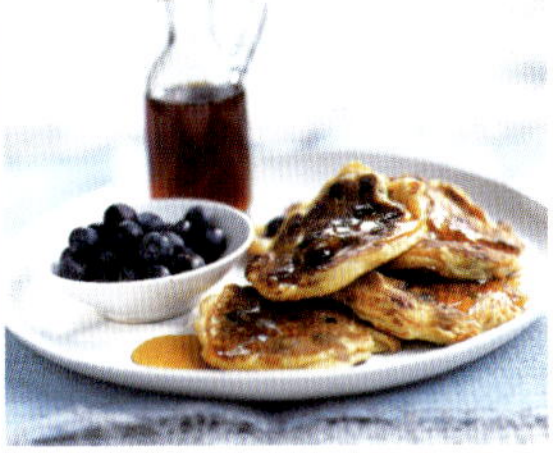
1 torrada integral light com 2 colheres (sopa) de geléia diet; 240 ml de leite desnatado.	60 g de cereal integral light com 240 ml de leite desnatado; 1 pêssego; 125 ml de suco de laranja.	Omelete de legumes com 2 ovos; 1 torrada integral light; 2 salsichas vegetais ou de soja; 125 ml de suco de vegetais.	2 Panquecas de trigo-sarraceno com blueberries (*ver pp. 82-3*) e 2 colheres (sopa) de melado; 125 ml de suco de laranja.
1 torrada integral light com 2 colheres (sopa) de queijo cottage light ou ricota light.	1 ovo cozido; 6 biscoitos integrais; 1 colher (sopa) de maionese light.	30 g de queijo mussarela; 2 kiwis.	2 bolos de aveia com 1 colher (sopa) de pasta de amendoim; meia banana.
1 porção de Salada de frango e amaranto com amêndoas (*ver p. 94*); 6 bolachas água e sal integrais.	1 porção de Salada de macarrão soba com alcachofra e tofu (*ver p. 95*).	115 g de hambúrguer de peito de peru no pão folha integral com mostarda e fatias de tomate.	1 porção de Salada de milho verde e trigo com tomate-cereja (*ver p. 98*); 1 fatia de Pão de centeio (*ver p. 143*).
125 g de macarrão integral com molho de tomate, alcaparras e cogumelos; salada verde com 2 colheres (sopa) de molho para salada light.	170 g de peito de frango grelhado; 1 porção de Risoto de cevadinha com tomate e queijo feta (*ver p. 130*); abobrinhas ao vapor.	115 g de filé-mignon; 2 Biscoitos de aveia com queijo de cabra e ameixas (*ver p. 107*); fatias de tomates e de abacate; brócolis no vapor.	170 g de atum grelhado; 1 porção de Couve com quinua e gergelim ao molho de alho e gengibre (*ver p. 137*); ervilhas e cenouras ao vapor.
2 Biscoitos de aveia e passas (*ver pp. 150-1*).	1 nectarina.	1 pêssego em fatias com 100 g de iogurte light.	2 punhados de pipoca.

2ª semana

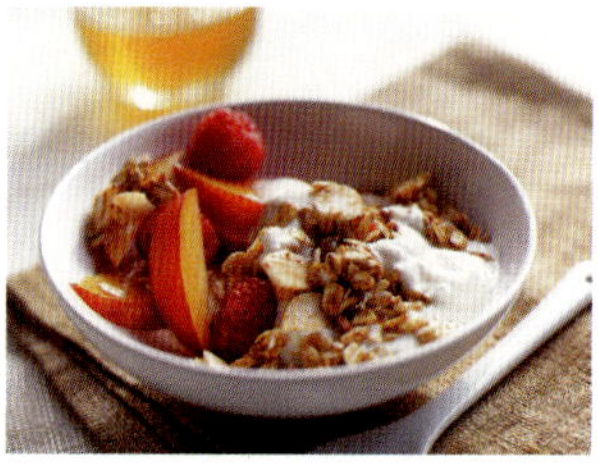

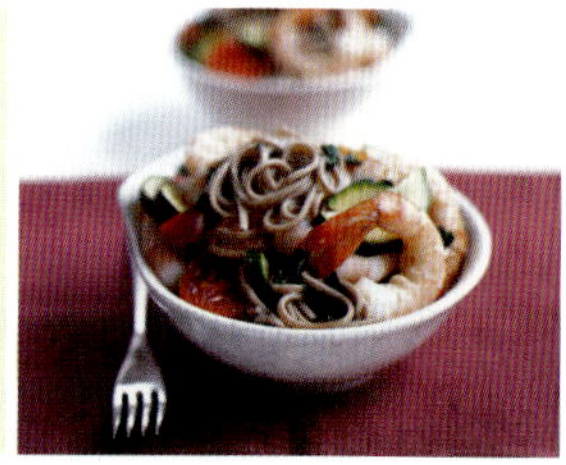

	segunda-feira	terça-feira	quarta-feira
café-da-manhã	1 porção de Müsli de aveia com iogurte e frutas (*ver pp. 86-7*); 125 ml de suco de laranja.	1 Crepe de trigo-sarraceno com presunto e queijo (*veja p. 81*); ½ grapefruit; 240 ml de leite desnatado.	3 claras de ovo mexidas; 1 torrada integral light com 1 colher (chá) de margarina; 125 ml de suco de laranja.
lanche	2 bolos de aveia com 1 colher (sopa) de geléia diet; meia banana.	1 barra de cereal integral; 240 ml de leite desnatado.	1 maçã; 6 bolachas de água e sal integrais.
almoço	1 porção de Salada de miniespinafre, quinua e pinholes (*ver pp. 100-1*); 6 bolachas de água e sal integrais.	2 Minipanquecas de amaranto com abobrinha (*ver p. 106*); 1 porção de Sopa de painço e abóbora (*ver pp. 92-3*).	3 Almôndegas à moda árabe (*ver pp. 124-5*); talos de salsão e cenoura com 2 colheres (sopa) de molho para salada light.
jantar	1 porção de Ensopado de vitela com painço, minicenouras e tomilho (*veja pp. 128-9*); salada de pepino com 2 colheres (sopa) de tempero light.	170 g de frango grelhado com 1 porção de Pilaf de pimentão, sorgo e pinholes (*ver p. 136*); vagens ao vapor.	1 porção de Yakissoba de camarão (*ver pp. 118-9*); salada com 2 colheres (sopa) de molho para salada light.
sobremesa ou lanche	30 g de queijo mussarela; 4 bolachas de água e sal integrais.	200 g de iogurte light com 125 g de cerejas frescas.	2 punhados de pipoca.

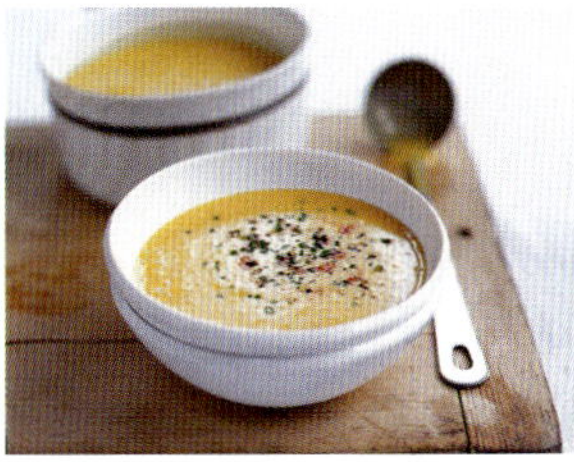

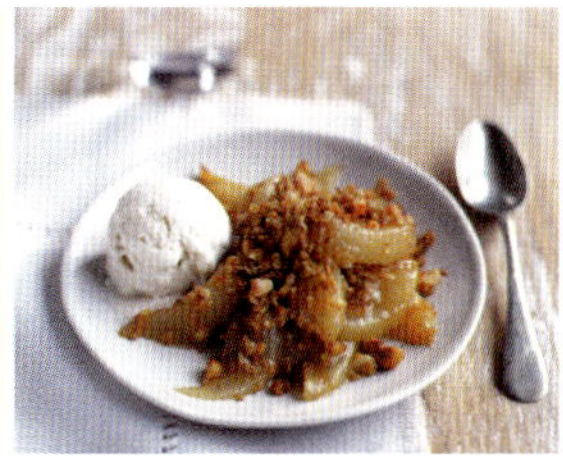

quinta-feira	sexta-feira	sábado	domingo
60 g de cereal integral com 240 ml de leite desnatado; meia banana.	225 g de mingau de aveia feito com leite desnatado; 2 colheres (sopa) de uvas-passas; 125 ml de suco de laranja.	2 fatias de Rabanada integral com molho de manga e kiwi (*ver p. 90*) com 2 colheres (sopa) de melado; 240 ml de leite desnatado.	1 ovo mexido; 1 porção de Fritada matinal de milho verde e batata (*ver p. 84*); 125 ml de suco de vegetais.
6 bolachas de água e sal integrais com 125 g de queijo cottage light ou ricota light.	2 ameixas; 200 g de iogurte light.	2 mexericas.	200 g de iogurte light; 35 g de uvas-passas.
1 porção de Salada de berinjela e triticale com amendoim (*ver p. 99*); 1 fatia de Pão de banana com painço e nozes (*ver pp. 144-5*).	1 porção de Pimentões recheados com quinua e peito de peru (*ver p. 115*); salada de tomate e pepino com 2 colheres (sopa) de molho para salada light.	1 Sanduíche de quinua e atum no pão integral (*ver p. 111*) com alface, tomate e brotos à sua escolha.	1 porção de Salada grega de espelta, pepino, endro e hortelã (*ver pp. 102-3*); salada verde com 2 colheres (sopa) de molho para salada light.
1 fatia de Bolo vegetariano de tomate (*ver p. 123*); salada de tomate, abacate, cebola e manjericão; brócolis no vapor.	170 g de atum grelhado; 1 porção de Sopa de painço e abóbora (*ver pp. 92-3*); 6 bolachas de água e sal integrais.	170 g de lombo de porco; 1 porção de Salada de trigo com limão, grão-de-bico e pimentão (*ver pp. 104-5*); salada com 2 colheres (sopa) de molho para salada light.	1 porção de Ensopado marroquino de frango com amaranto (*ver pp. 120-1*); 1 porção de Refogado de pimentão, abobrinha e trigo-sarraceno (*ver pp. 138-9*).
140 g de morangos.	2 ameixas.	1 fatia de Pão de banana com painço e nozes (*ver pp. 144-5*).	1 fatia de Crocante de pêra com avelãs (*ver pp. 152-3*); 2 colheres (sopa) de iogurte light sabor baunilha.

3ª semana

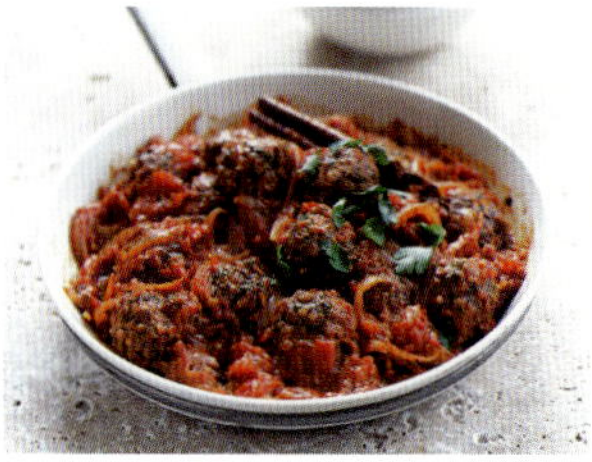

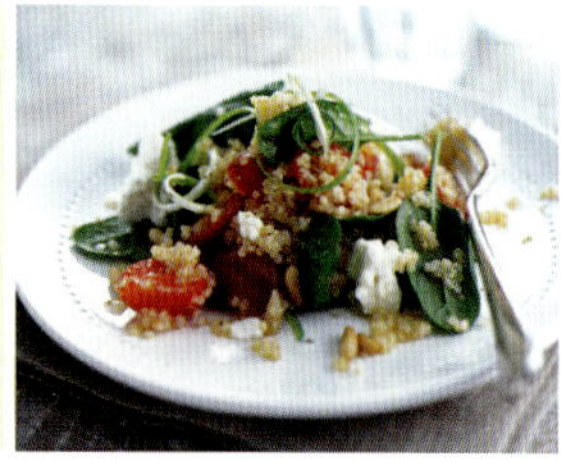

	segunda-feira	terça-feira	quarta-feira
café-da-manhã	60 g de cereal matinal integral light com 240 ml de leite desnatado; 1 banana pequena picada.	1 porção de Müsli de aveia com iogurte e frutas (*ver pp. 86-7*); 125 ml de suco de laranja.	225 g de mingau de aveia e leite desnatado com 2 colheres (sopa) de uvas-passas e 1 colher (sopa) de melado; 125 ml de suco de laranja.
lanche	2 pedaços de bolo de aveia com 1 colher (sopa) de pasta de amendoim; 1 laranja.	2 biscoitos integrais.	225 g de salada de frutas frescas.
almoço	3 Almôndegas à moda árabe (*ver pp. 124-5*) com 125 g de massa integral e molho de tomate; salada com 2 colheres (sopa) de molho para salada light.	1 porção de Sopa de abobrinha, cevadinha e cogumelos (*ver p. 91*); 6 bolachas de água e sal integrais.	2 Minipanquecas de amaranto com abobrinha (*ver p. 106*); 1 porção de Sopa de painço e abóbora (*ver pp. 92-3*).
jantar	170 g de salmão grelhado, 1 porção de Cevadinha com alho-poró e erva-doce (*ver pp. 132-3*); aspargos ao vapor.	1 porção de Ensopado marroquino de frango com amaranto (*ver pp. 120-1*); salada de tomate, cebola e abacate picados; ervilhas e cenouras ao vapor.	1 fatia de Bolo vegetariano de tomate (*ver p. 123*); 1 porção de Salada de miniespinafre, quinua e pinholes (*ver pp. 100-1*).
sobremesa ou lanche	2 bolas de sorbet.	2 pêssegos picados com 100 g de iogurte natural.	1 fatia de Pão de banana com painço e nozes (*ver pp. 144-5*).

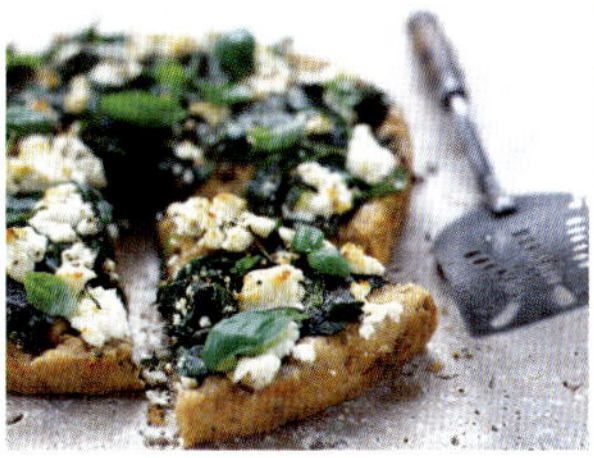

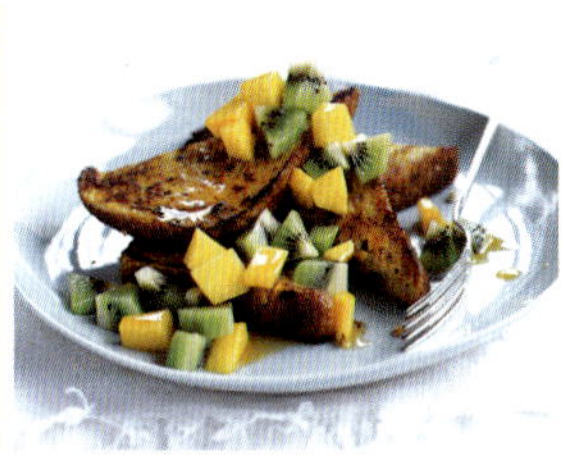

quinta-feira	sexta-feira	sábado	domingo
1 Muffin de banana, nozes e farelo de aveia (*ver pp. 88-9*); 1 ovo cozido; 240 ml de leite desnatado.	60 g de cereal matinal integral light com 240 ml de leite desnatado; 1 pêssego.	1 porção de Huevos rancheros com tortillas de milho ao molho verde (*ver p. 85*); ½ porção de Fritada matinal de milho verde e batata (*ver p. 84*); meio grapefruit; 240 ml de leite desnatado.	2 fatias de Rabanada integral com molho de manga e kiwi (*ver p. 90*) com 2 colheres (sopa) de melado; 240 ml de leite desnatado.
200 g de iogurte light com 125 g de cerejas frescas.	1 banana pequena; 35 g de amêndoas sem sal.	1 ovo cozido; 6 bolachas de água e sal integrais; 1 colher (sopa) de maionese light.	2 mexericas.
1 porção de Salada de milho verde, cevadinha e rúcula com queijo de cabra (*ver pp. 96-7*); couve-flor ao vapor.	1 Sanduíche de quinua e atum no pão integral (*ver p. 111*) com 1 colher (sopa) de maionese light.	2 Petiscos de frango assado empanado com fubá (*ver pp. 112-3*); 1 fatia de Pão de milho americano (*ver p. 142*); acelga ao vapor.	1 porção de Salada de milho verde e trigo com tomate-cereja (*ver p. 98*); 1 fatia de Pão de centeio (*ver p. 143*).
1 porção de Yakissoba de camarão (*ver pp. 118-9*); salada com 2 colheres (sopa) de molho para salada light.	1 fatia de Pizza integral de espinafre e queijo de cabra (*ver pp. 126-27*); salada com 2 colheres (sopa) de molho para salada light.	170 g de peito de frango grelhado; 1 porção de Risoto de cevadinha com tomate e queijo feta (*ver p. 130*); ervilhas ao vapor.	1 porção de Cevadinha à italiana com escarola e salsicha de peru (*ver p. 114*); salada com 2 colheres (sopa) de molho para salada light.
1 punhado de pipoca.	1 melão-cantalupo fatiado.	3 kiwis.	1 maçã fatiada com 100 g de iogurte light e müsli.

4ª semana

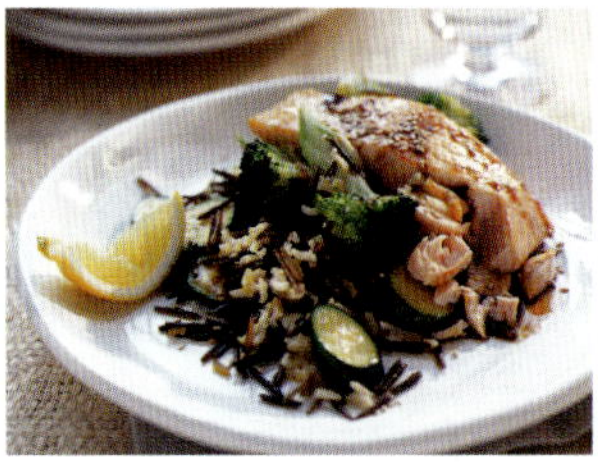

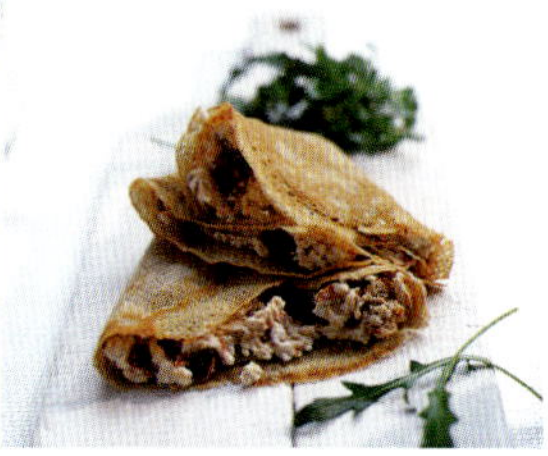

	segunda-feira	terça-feira	quarta-feira
café-da-manhã	1 porção de Müsli de aveia com iogurte e frutas (*ver pp. 86-7*).	1 fatia de Pão de milho americano (*ver p. 142*); 1 ovo cozido; 240 ml de leite desnatado.	1 fatia de Pão de banana com painço e nozes (*ver pp. 144-5*) com 1 colher (sopa) de pasta de amendoim; 240 ml de leite desnatado.
lanche	60 g de cereal matinal integral light com 240 ml de leite desnatado.	200 g de iogurte light com 60 g de cerejas frescas.	30 g de queijo mussarela; meio grapefruit.
almoço	1 porção de Sopa de abobrinha, cevadinha e cogumelos (*ver p. 91*); 2 Minipanquecas de amaranto com abobrinha (*ver p. 106*).	1 Sanduíche de quinua e atum no pão integral (*ver p. 111*) com alface, tomate e couve-de-bruxelas.	2 Crepes de trigo-sarraceno com queijo de cabra e tomate seco (*ver p. 110*); 200 g de iogurte light.
jantar	Arroz integral e selvagem com salmão (*ver pp. 116-7*); pimentões vermelhos e verdes ao vapor.	1 porção de Ensopado marroquino de frango com amaranto (*ver pp. 120-1*); 1 porção de Pilaf cítrico de espelta com pistaches (*ver pp. 134-5*); espinafre ao vapor.	115 g de contrafilé grelhado; 1 porção de Purê de painço (*ver p. 131*); erva-doce e couve-flor ao vapor.
sobremesa ou lanche	1 laranja.	2 Biscoitos de aveia e passas (*ver pp. 150-1*).	125 g de cerejas frescas com 2 colheres (sopa) de frozen yogurt de baunilha light.

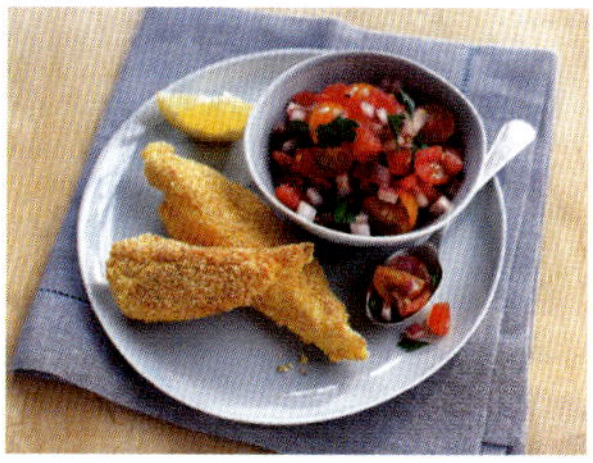

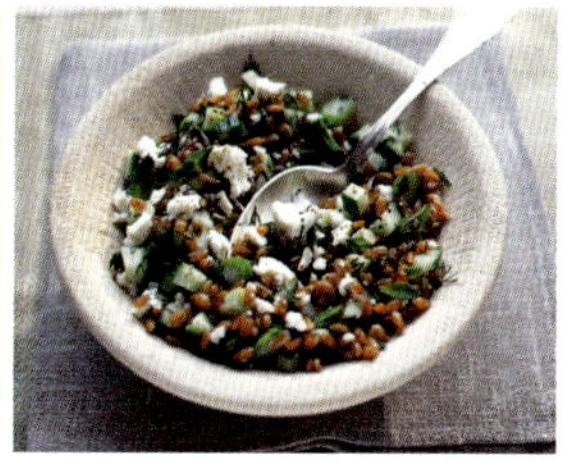

quinta-feira	sexta-feira	sábado	domingo
Rabanada integral com molho de manga e kiwi (*ver p. 90*) com 1 colher (sopa) de melado; 240 ml de leite desnatado.	1 ovo mexido; 1 porção de Fritada matinal de milho verde e batata (*ver p. 84*); 125 ml de suco de vegetais.	1 porção de Mingau de amaranto (*ver p. 80*); 2 claras de ovo mexidas com tomate; 125 ml de suco de laranja.	1 Crepe de trigo-sarraceno com presunto e queijo (*ver p. 81*); 240 ml de leite desnatado.
3 kiwis.	2 colheres (sopa) de amêndoas sem sal; 200 g de iogurte light.	1 banana; 240 ml de leite desnatado.	1 bolinho de arroz com 1 colher (sopa) de pasta de amendoim.
115 g de peito de frango grelhado; 1 porção de Cevadinha com alho-poró e erva-doce (*ver pp. 132-3*).	2 Petiscos de frango assado empanado com fubá (*ver pp. 112-3*); 1 fatia de Pão de milho americano (*ver p. 142*).	1 fatia de Bolo vegetariano de tomate (*ver p. 123*); salada de pepino, tomate e manjericão.	1 sanduíche aberto de salada de frango em 1 fatia de Pão de centeio (*ver p. 143*); palitos de cenoura; 200 g de iogurte light.
1 porção de Pimentões recheados com quinua e peito de peru (*ver p. 115*); salada com 2 colheres (sopa) de molho para salada light; ervilha-torta ao vapor.	170 g de atum grelhado; 1 porção de Risoto de abóbora ao curry (*ver pp. 140-1*); vagens ao vapor.	1 porção de Salada de miniespinafre, quinua e pinholes (*ver pp. 100-1*); 2 Biscoitos de aveia com queijo de cabra e ameixas (*ver p. 107*).	3 pedaços de cordeiro; 1 Tomate recheado com trigo, ervas e pinholes (*ver pp. 108-9*); 1 porção de Salada grega de espelta, pepino, endro e hortelã (*ver pp. 102-3*).
1 manga com 200 g de iogurte light.	2 fatias grossas de melancia.	1 maçã; 200 g de iogurte light.	1 fatia de Torta de chocolate e pasta de amendoim (*ver p. 148*).

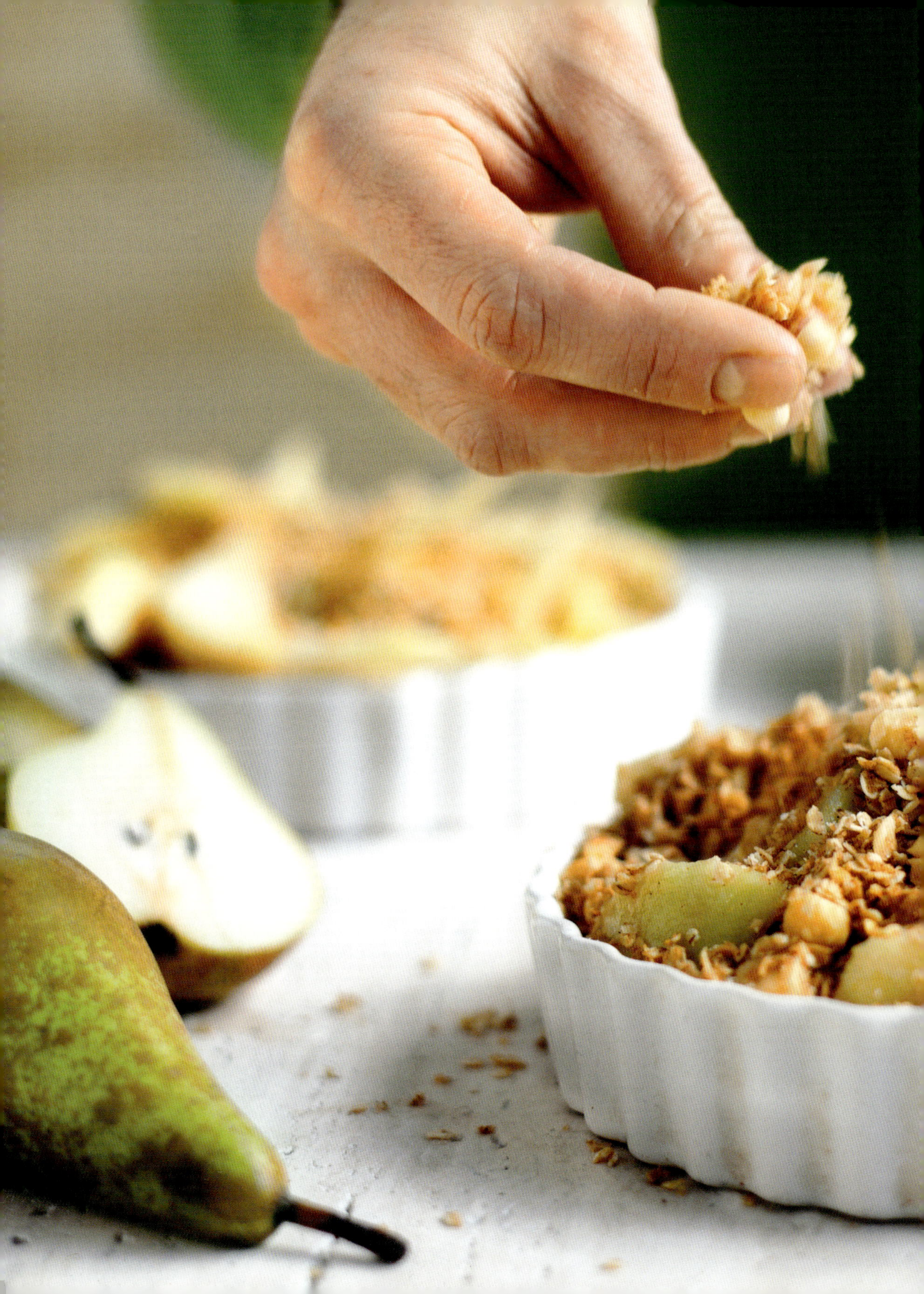

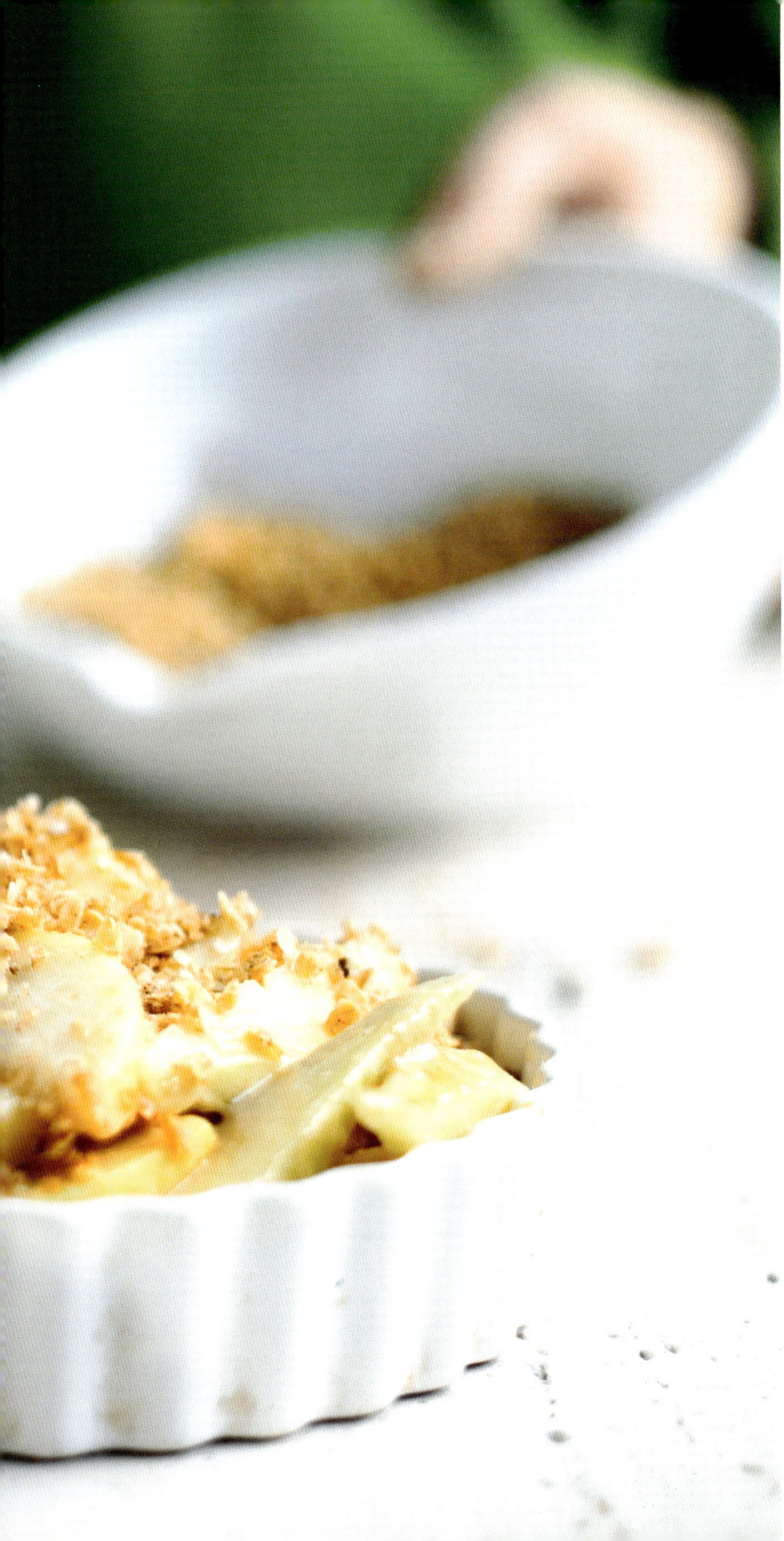

as receitas

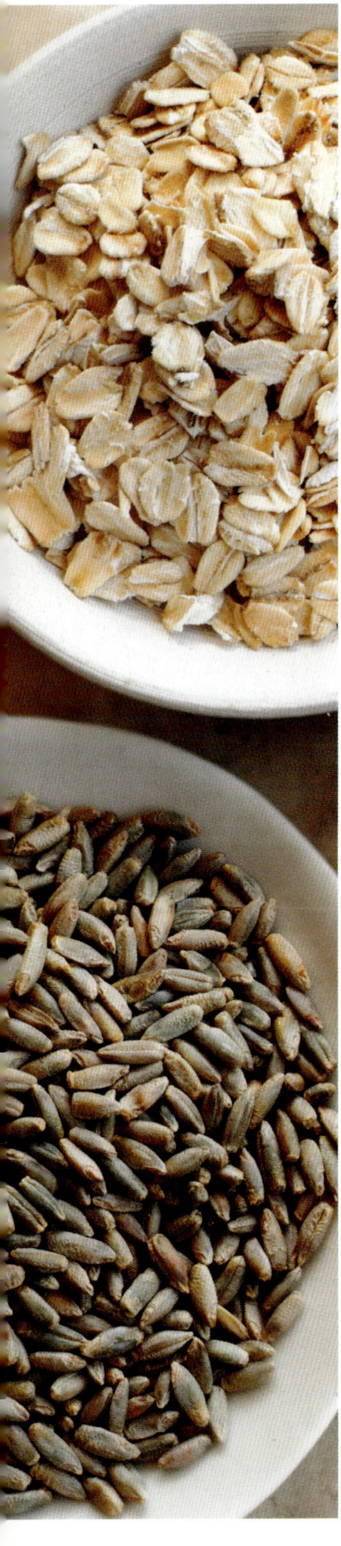

como comprar, armazenar e preparar grãos integrais

A maioria dos grãos integrais secos dura bastante tempo; portanto, sinta-se à vontade para estocar grãos integrais na despensa. Se não encontrar a farinha integral que procura, tente produzir a sua própria farinha de grãos integrais seguindo as instruções abaixo.

Identificando e comprando grãos integrais

A terminologia usada nas embalagens de alimentos pré-preparados pode ser traiçoeira. Por isso, sempre que possível compre os grãos crus, na sua forma menos processada. Procure pelo ingrediente integral na embalagem. O ideal é que ele seja o primeiro ingrediente listado. Frases como "100% centeio" somente indicam que o centeio é o único grão do produto e não que o centeio é integral. Da mesma forma, o fato de produtos terem o rótulo "multigrãos" ou "farelo" não implica que sejam feitos de grãos integrais; eles podem simplesmente conter uma mistura de diferentes grãos refinados.

A indicação na embalagem de que o produto foi moído não garante que o grão seja integral, uma vez que o farelo pode ser removido nesse processo. Não confie na cor do alimento para determinar se ele é feito de grãos integrais, pois o tom mais escuro pode ser resultado do uso de corantes artificiais ou melado. (Além disso, alguns grãos, como a aveia e o amaranto, são naturalmente mais claros.) Para garantir que suas receitas contenham farinha integral, faça a sua própria. Moa os grãos em um moedor de café até obter uma farinha fina.

Armazenando farinhas e grãos integrais

A maioria dos grãos integrais, quando guardados crus em recipientes bem fechados dentro da geladeira, podem durar até seis meses, e alguns, como a cevadinha, chegam a durar um ano. Outros, como a quinua e o arroz integral, podem ser acondicionados em recipientes bem fechados em local fresco e seco e permanecer bons para o consumo por 6-12 meses. Porém, se você vive em um local onde o clima é úmido e quente, sempre guarde os produtos integrais na geladeira ou no freezer.

A farinha de trigo-sarraceno deve ser armazenada na geladeira para que permaneça fresca por vários meses. As farinhas de painço e aveia podem ficar rançosas rapidamente, portanto é recomendável comprar e moer os grãos pouco antes de usá-los. Não é recomendável armazenar o milho por muito tempo, pois ele tende a perder o sabor rapidamente – cozinhe-o e sirva o quanto antes. Refrigere o milho em sacos plásticos e retire a casca apenas antes de cozinhar. É possível congelar as espigas por até um ano. Escalde-as em água fervente por 8 minutos antes de congelar. Para conservar o milho para pipoca, coloque dentro de um recipiente fechado ao abrigo da luz, assim as sementes não perderão a umidade que as faz estourar.

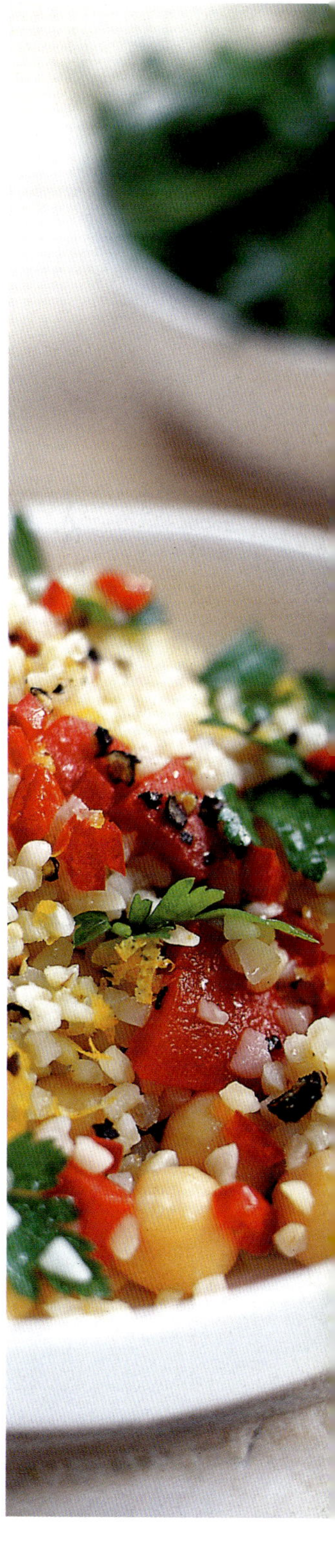

Cozinhando com farinhas sem glúten

Se quiser evitar o glúten, existem diversas farinhas sem glúten no mercado. O fubá integral pode ser usado para fazer pães, bolos e biscoitos deliciosos, e a farinha de trigo-sarraceno, com seu sabor delicado semelhante ao das nozes, é ideal para preparar panquecas, massas de torta, pães e brownies.

A farinha de amaranto não perde seus nutrientes quando processada, e a farinha de teff possui sabor e textura suaves. Farinhas feitas de painço ou sorgo enriquecem assados com vitaminas e minerais sem alterar seu sabor. A farinha de arroz integral é ótima para assar pães delicados e massas de pizza, enquanto a farinha de quinua evita que os alimentos fiquem secos.

Tenha em mente que as farinhas livres de glúten atuam melhor em receitas não fermentadas, como panquecas e pão sírio, pois o glúten dá elasticidade aos alimentos, fazendo-os crescer sem rachar. Se quiser que os pães sem glúten cresçam, acrescente um pouco de goma xantana (espessante) à receita.

Cozinhando com farinhas que contêm glúten

As farinhas integrais que contêm glúten podem ser usadas em uma variedade de receitas cozidas e assadas, inclusive em pães fermentados. Para aumentar os nutrientes dos alimentos assados, substitua metade da quantidade de farinha branca pela integral. Se desejar, você pode substituir toda a farinha por algum tipo de farinha integral, mas é possível que os alimentos ganhem menos volume e textura mais áspera.

As farinhas de trigo integral e de espelta são as mais versáteis do gênero, oferecendo uma grande variedade de nutrientes, além de um sabor delicioso. A farinha de cevadinha é doce e possui sabor semelhante ao de nozes, enquanto a de kamut possui um ótimo sabor amanteigado. A farinha de centeio escuro pode ser usada para preparar pães deliciosos. Use a farinha de triticale para preparar pães fermentados, mas certifique-se de reduzir pela metade o tempo de sovar a massa, de forma a não atrapalhar o delicado processo de fermentação. (A maioria dos pães de triticale precisa ser assada por 5-10 minutos a mais do que o tempo convencional.) A farinha de aveia fica deliciosa em biscoitos, panquecas e bolos. Embora a aveia não possua glúten, ela costuma ser cultivada em campos de trigo e, portanto, não é recomendada a pessoas alérgicas a essa proteína.

mingau de amaranto

rendimento: 6 porções

ingredientes

750 ml de caldo de galinha pronto light

175 ml de creme de leite light

1 colher (sopa) de manteiga ou margarina sem sal

195 g de amaranto

sal marinho a gosto

pimenta-branca a gosto

2 colheres (sopa) de cebolinha picada (opcional)

grãos alternativos

O fubá integral pode substituir o amaranto nesta receita. Se quiser acrescentar queijo, a melhor opção é polvilhar uma pequena quantidade de cheddar light sobre o mingau.

Com um pouco de queijo light picado, servido com ovos como acompanhamento, ou até mesmo adoçado com açúcar mascavo, este mingau quente e cremoso é uma opção agradável e nutritiva para iniciar o dia. Eis uma ótima forma de experimentar o amaranto pela primeira vez.

1 **Misture o caldo de galinha,** o creme de leite e a manteiga ou margarina em uma panela média com cabo e cozinhe em fogo médio até levantar fervura.

2 **Acrescente o amaranto.** Cubra e cozinhe em fogo baixo por 25 minutos. Retire a tampa e cozinhe por mais 10 minutos, mexendo de vez em quando, ou até a mistura atingir a consistência desejada. Retire do fogo e reserve por 5 minutos.

3 **Acrescente sal e pimenta** a gosto. Se desejar, acrescente também a cebolinha; mexa. Sirva quente.

informações nutricionais por porção: 170 calorias; 35 calorias provenientes de gorduras; 4 g de gorduras totais; 1 g de gorduras saturadas; 0 mg de colesterol; 360 mg de sódio; 24 g de carboidratos; 5 g de fibra; 7 g de proteínas.

crepes de trigo-sarraceno com presunto e queijo

rendimento: 6 crepes

ingredientes

1 ovo grande

150 ml de leite desnatado frio

1 colher (sopa) de margarina ou manteiga sem sal em temperatura ambiente

35 g de farinha de trigo-sarraceno

35 g de farinha de trigo

1 colher (sopa) de óleo de canola

mostarda de Dijon

6 fatias de presunto magro ou peito de peru cortadas ao meio

115 g de gruyère ou outro queijo suíço ralado

½ colher (chá) de pimenta-do-reino moída na hora

grãos alternativos

Para um crepe mais escuro e encorpado, veja "Grãos alternativos" na página 82. Outra opção saborosa é usar tortilhas de trigo-sarraceno: recheie cada tortilha, depois pincele-as com óleo; coloque-as no forno ou em uma frigideira até que o queijo derreta.

Não há nada como crepes frescos. Considere-os um prazer digno da culinária francesa, rico em proteínas, cálcio, selênio e zinco. Esse prato é perfeito para aquelas manhãs preguiçosas de domingo.

1 **Bata o ovo,** o leite, a manteiga ou margarina e as farinhas na batedeira em velocidade rápida por 1 minuto ou até que a massa fique uniforme. Cubra e deixe na geladeira por pelo menos 1 hora.

2 **Aqueça meia colher (chá) de óleo** numa frigideira antiaderente comum ou para crepes em fogo médio. Coloque 3 colheres (sopa) da mistura na panela, inclinando-a e girando-a de forma a cobrir todo o fundo. Cozinhe por 1 minuto ou até que as bordas se desgrudem da panela e a base doure levemente. Vire o crepe e cozinhe por 30 segundos ou até esse lado ficar levemente dourado. Repita todo o procedimento até obter 6 crepes. Preaqueça o forno a 180°C.

3 **Unte cada crepe** com um pouco de mostarda de Dijon. Acrescente 2 fatias de presunto e espalhe um pouco de queijo e pimenta. Dobre as bordas, coloque os crepes em uma assadeira e leve ao forno por 5 minutos ou até que o queijo derreta. Sirva quente.

informações nutricionais (1 crepe): 200 calorias; 110 calorias provenientes de gorduras; 12 g de gorduras totais; 4,5 g de gorduras saturadas; 75 mg de colesterol; 410 mg de sódio; 8 g de carboidratos; 1 g de fibras; 14 g de proteínas.

panquecas de trigo-sarraceno com blueberries

rendimento: 6 panquecas

ingredientes

35 g de farinha de trigo-sarraceno, mais 1 colher (sopa) para polvilhar as blueberries

35 g de farinha de trigo

1 colher (chá) de fermento em pó de ação dupla

1 colher (sopa) de manteiga sem sal em pedaços

1 colher (sopa) de mel de laranjeira

1 ovo grande

90 ml de leite de soja sabor baunilha

115 g de blueberries (mirtilos) frescas ou congeladas (podem ser substituídas por maçãs verdes em pedaços)

azeite para untar

2 colheres (sopa) de melado quente (opcional)

grãos alternativos

Para uma panqueca mais escura, use apenas farinha de trigo-sarraceno (70 g).

A doçura das blueberries (mirtilos) é um complemento perfeito para o sabor de nozes da farinha de trigo-sarraceno. Aprecie as panquecas feitas com essas frutinhas maravilhosas, ótimas fontes de antioxidantes e fibras, ou com outras frutas vermelhas frescas ou congeladas.

1 **Em uma tigela média**, misture a farinha de trigo-sarraceno, a farinha de trigo, o fermento em pó, a manteiga e o mel e bata no liquidificador até formar uma mistura uniforme.

2 **Em uma tigela maior**, misture o ovo e o leite de soja. Acrescente a mistura das farinhas e mexa até que a nova mistura também fique uniforme. Reserve por 5 minutos. Polvilhe as blueberries com 1 colher (sopa) de farinha de trigo-sarraceno e acrescente à mistura.

3 **Preaqueça o forno** a 110°C. Unte uma frigideira ou fôrma antiaderente grande e rasa com o azeite. Coloque-a em fogo médio.

4 **Prepare as panquecas na frigideira quente**. Para cada panqueca, use 3 colheres (sopa) de massa. Cozinhe-as uma por vez, 2 minutos para cada lado, ou até que estejam cozidas. Transfira para uma assadeira e mantenha-as aquecidas no forno. Sirva com melado, se desejar.

informações nutricionais (2 panquecas): 190 calorias; 60 calorias provenientes de gorduras; 6 g de gorduras totais; 3 g de gorduras saturadas; 80 mg de colesterol; 220 mg de sódio; 28 g de carboidratos; 3 g de fibras; 6 g de proteínas.

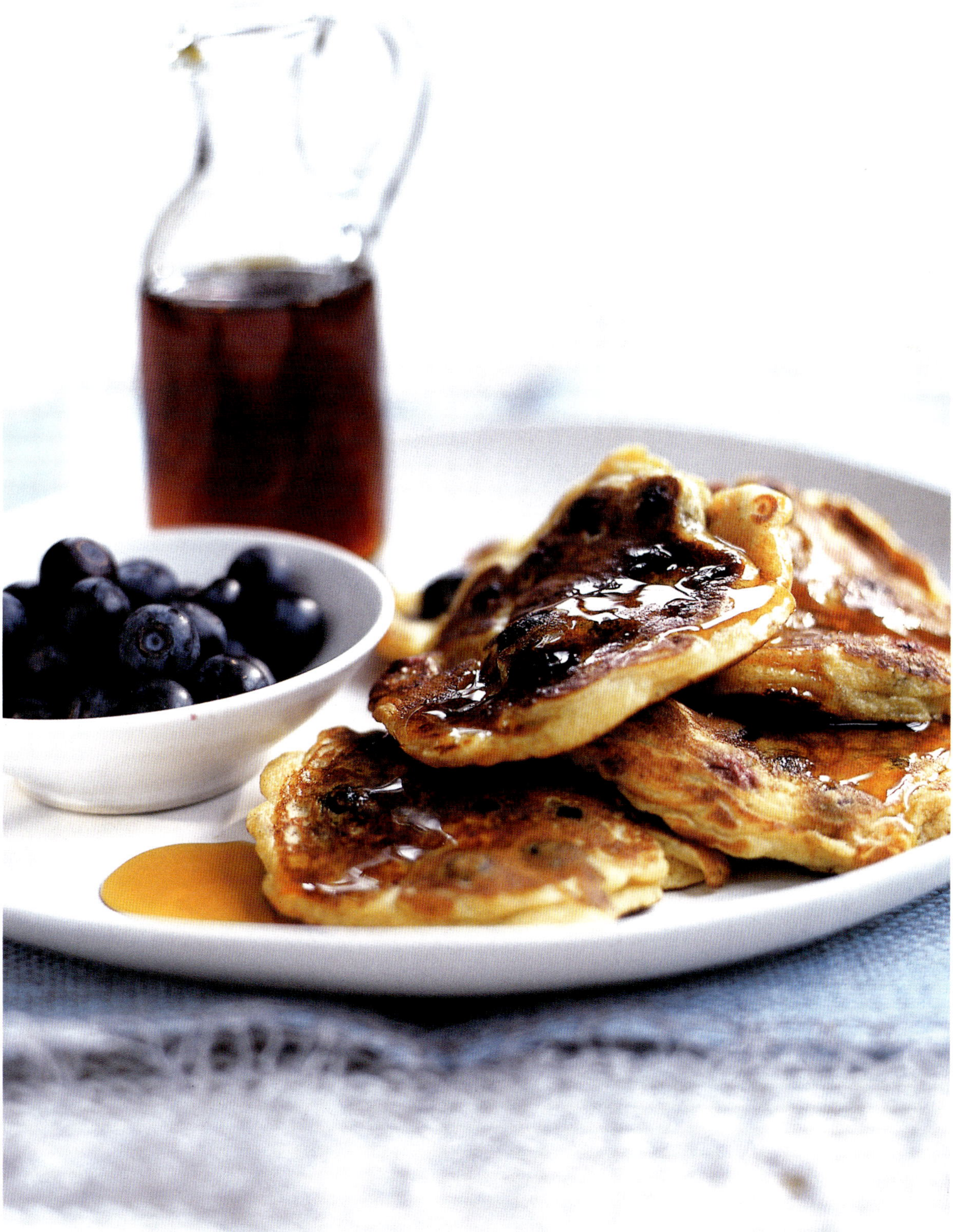

fritada matinal de milho verde e batata

rendimento: 4 porções

ingredientes

1½ colher (sopa) de azeite extravirgem

1 cebola roxa pequena picada

1 pimenta vermelha pequena picada (remova metade das sementes)

2 batatas grandes cozidas com a casca e picadas

125 g de milho verde fresco, congelado ou em lata

tempero de sal com alho a gosto

15 g de salsinha picada

grãos alternativos

Prefira o milho fresco às variedades descongelada e enlatada.

Esta receita deliciosa é uma ótima forma de aumentar o consumo de vegetais pela manhã ou em qualquer horário do dia. Trata-se de uma variação do tradicional ensopado de galinha com legumes, porém muito mais saudável, com poucas gorduras e mais fibras, vitaminas C, B_6, K e potássio.

1 **Aqueça o azeite** em uma frigideira antiaderente em fogo médio. Acrescente a cebola e a pimenta vermelha e refogue por 5 minutos, ou até dourarem.

2 **Acrescente as batatas** e o milho verde e cozinhe por 5 minutos, ou até que as batatas dourem levemente, mexendo de vez em quando.

3 **Acrescente o tempero de sal com alho** a gosto e salpique a salsinha.

informações nutricionais por porção: 210 calorias; 50 calorias provenientes de gorduras; 6 g de gorduras totais; 1 g de gorduras saturadas; 0 mg de colesterol; 135 mg de sódio; 36 g de carboidratos; 4 g de fibras; 4 g de proteínas.

huevos rancheros com tortilhas de milho ao molho verde

rendimento: 4 tortilhas recheadas

ingredientes

4 tortilhas de milho integral com 15 cm de diâmetro

azeite para untar

2 ovos grandes

3 claras de ovo grandes

pimenta-do-reino moída na hora, a gosto

1 colher (chá) de óleo de milho ou azeite extravirgem

55 g de queijo gouda ralado

½ abacate picado

125 ml de molho de ervas ou de tomate

2 colheres (sopa) de coentro moído

grãos alternativos

Use tortilhas de milho ou experimente as tortilhas integrais. Ambas ficam deliciosas com essa receita, assim como sanduíches e outros pratos mexicanos como as quesadillas.

As tortilhas são uma das maneiras mais gostosas de saborear o milho. Experimente começar o dia com essa iguaria mexicana clássica. Além de fáceis de fazer, os huevos rancheros são uma boa fonte de proteínas e o deixarão saciado por horas.

1 **Preaqueça o forno** a 230°C. Se quiser tortilhas crocantes, unte os dois lados com o azeite. Coloque-as em uma fôrma grande e asse por 8 minutos (4 minutos para cada lado), ou até que fiquem levemente douradas. Se quiser tortilhas mais macias, aqueça-as de acordo com as instruções da embalagem.

2 **Enquanto as tortilhas aquecem**, coloque uma frigideira antiaderente em fogo médio. Misture os ovos, as gemas e a pimenta em uma vasilha. Aqueça o azeite na frigideira e acrescente os ovos. Mexa até ficarem cozidos.

3 **Coloque uma porção** de ovos sobre cada tortilha. Em seguida, cubra-as com queijo, abacate, salsa e coentro.

informações nutricionais (1 tortilha): 230 calorias; 100 calorias provenientes de gorduras; 11 g de gorduras totais; 3,5 g de gorduras saturadas; 115 mg de colesterol; 380 mg de sódio; 26 g de carboidratos; 4 g de fibras; 14 g de proteínas.

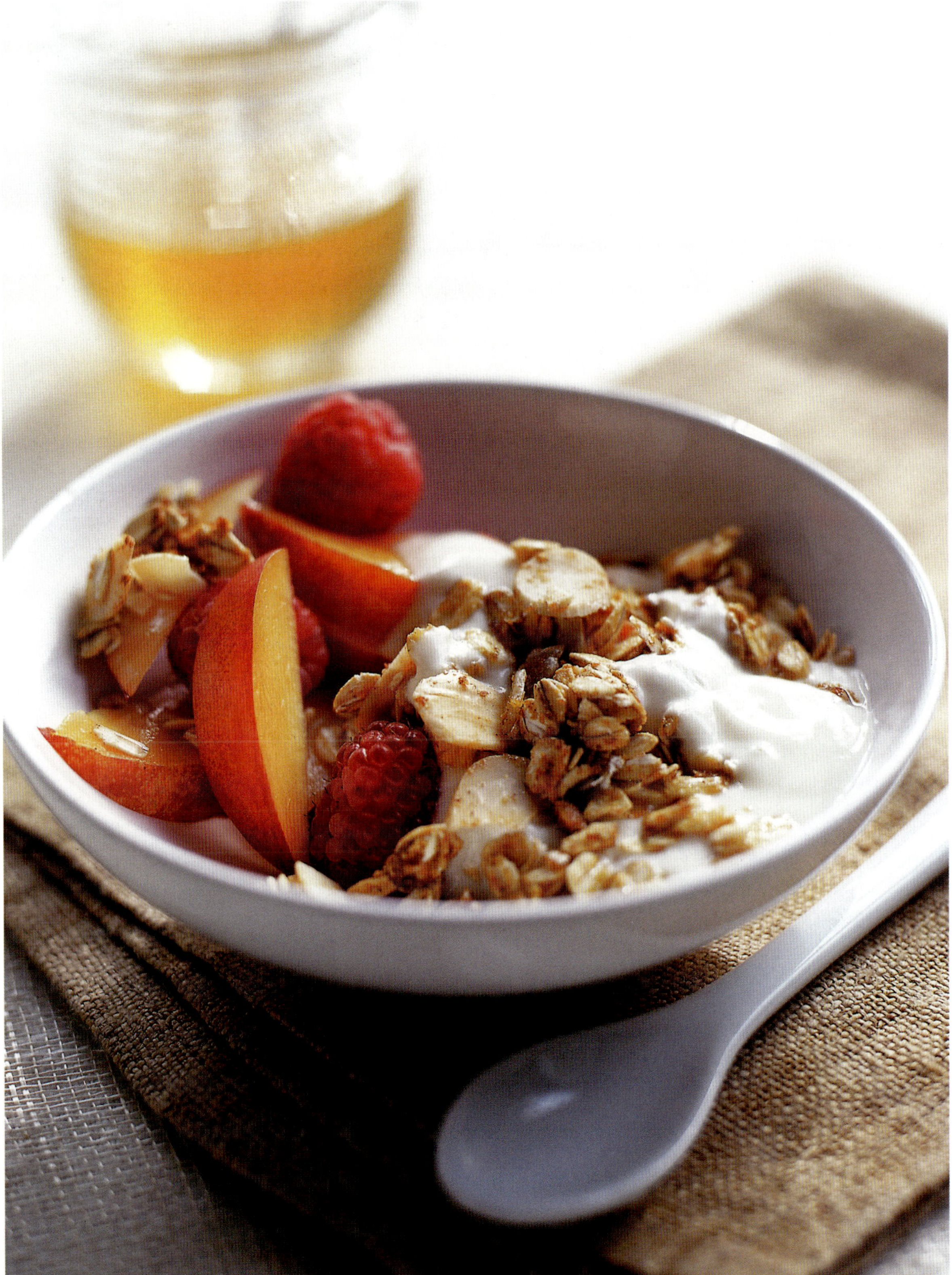

müsli de aveia com iogurte e frutas

rendimento: 4 porções

ingredientes

85 g de aveia em flocos

30 g de castanhas-do-pará picadas

2 colheres (sopa) de germe de trigo

2 colheres (sopa) de sementes de girassol com casca e sem sal

1 ½ colher (chá) de canela em pó

3 colheres (sopa) de mel de laranjeira

250 g de pêssegos picados frescos ou congelados

475 ml de iogurte light sabor baunilha ou pêssego

250 g de framboesas picadas frescas ou congeladas

grãos alternativos

Acrescente 25 g de aveia se não quiser usar germe de trigo. Use outras frutas frescas ou congeladas, como morangos ou blueberries (mirtilos).

Dê-se o prazer de começar o dia com um sabor delicioso. Este é um prato balanceado que esbanja saúde, pois contém proteínas, cálcio, magnésio, ferro e zinco. A receita é tão saborosa que você não vai querer prepará-la somente para o café-da-manhã, já que ela dá um ótimo lanche ou sobremesa.

1 **Preaqueça o forno** a 160°C.

2 **Misture** a aveia, as castanhas-do-pará, o germe de trigo, as sementes de girassol e a canela em uma vasilha de tamanho médio. Despeje o mel e continue a mexer até que a mistura fique uniforme.

3 **Despeje o müsli** em uma fôrma antiaderente de 22 x 32 cm. Asse por 25 minutos, ou até que fique dourado, mexendo de vez em quando. Retire do forno e deixe esfriar. Rende 280 g.

4 **Coloque os pêssegos** em tigelas e cubra com o iogurte, o müsli e as framboesas. Experimente com outras frutas e iogurtes, se desejar.

informações nutricionais por porção: 280 calorias; 60 calorias provenientes de gordura; 7 g de gorduras totais; 0,5 g de gorduras saturadas; 0 mg de colesterol; 65 mg de sódio; 47 g de carboidratos; 5 g de fibras; 10 g de proteínas.

muffins de banana, nozes e farelo de aveia

rendimento: 12 muffins

ingredientes

4 colheres (sopa) de óleo de milho ou canola

200 g de açúcar cristal

2 ovos grandes batidos

85 g de aveia em flocos

140 g de farinha de trigo

25 g de farelo de aveia

1 colher (chá) de bicarbonato de sódio

¼ colher (chá) de sal marinho

3 bananas maduras grandes amassadas

2 colheres (chá) de essência de baunilha

azeite para untar

45 g de nozes picadas

grãos alternativos

Use 90 g de farinha de trigo (em vez de 140 g) e acrescente 35 g de farinha integral. Você também pode trocar o farelo de aveia por fubá integral.

Esses muffins possuem pouquíssima gordura e sabor marcante. As vitaminas e os minerais da aveia fornecem energia, além da fibra necessária para manter o estômago saciado. Eis uma excelente opção para começar o dia.

1 **Preaqueça o forno** a 180°C. Misture o óleo e o açúcar em uma tigela grande. Acrescente os ovos batidos e mexa até a massa ficar uniforme.

2 **Em outra tigela**, misture a aveia, a farinha, o farelo de aveia, o bicarbonato de sódio e o sal. Acrescente os ingredientes secos à primeira mistura e mexa com uma colher grande. Adicione as bananas e a essência de baunilha e mexa até ficar uniforme.

3 **Com o azeite**, unte levemente uma fôrma antiaderente para 12 muffins ou uma travessa funda. Despeje a mistura na fôrma com uma colher, preenchendo ¼ dos compartimentos individuais. Coloque as nozes no topo de cada porção de massa.

4 **Asse os muffins** no centro do forno por 25 minutos, ou até que estejam dourados (espete com um palito; se ele sair limpo está pronto). Deixe na fôrma por 10 minutos para que esfriem. Desenforme os muffins e deixe esfriar mais um pouco.

informações nutricionais (1 muffin): 220 calorias; 70 calorias provenientes de gorduras; 8 g de gorduras totais; 1 g de gorduras saturadas, 35 mg de colesterol; 170 mg de sódio; 36 g de carboidratos; 2 g de fibras; 4 g de proteínas.

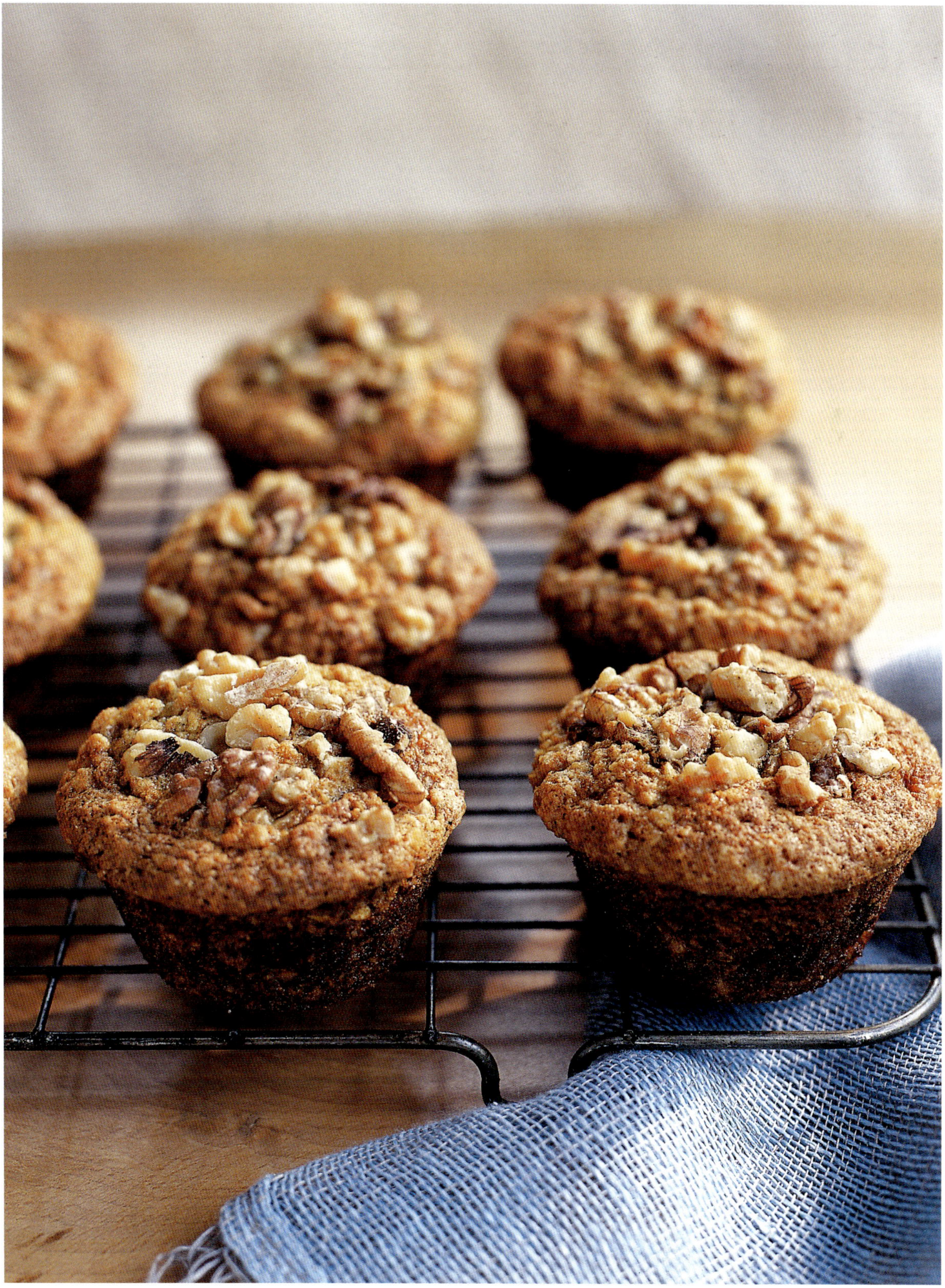

rabanada integral com molho de manga e kiwi

rendimento: 4 porções

ingredientes

2 ovos grandes

4 claras grandes

90 ml de leite de soja sabor baunilha

90 ml de suco de damasco ou 60 ml de suco de laranja fresco misturado com 2 colheres (sopa) de geléia de damasco

8 fatias de pão integral de baixa caloria

1 manga média fatiada

2 kiwis médios fatiados

melado a gosto

4 colheres (chá) de manteiga sem sal

grãos alternativos

Experimente vários tipos de pães integrais, incluindo os de farinha de aveia e de farinha integral. Para reduzir as calorias, use melado light e unte com um pouco de azeite, em vez de manteiga.

Talvez Rabanada tropical fosse um nome melhor para esta receita. O kiwi e a manga fornecem 100% da vitamina C recomendada por dia. Este prato ainda contém muitas vitaminas do complexo B, fibras e os minerais selênio e manganês.

1 **Misture os ovos**, as gemas, o leite de soja e o suco de damasco ou laranja em uma tigela média. Arrume as fatias de pão em duas assadeiras de 22 x 32 cm. Distribua a mistura uniformemente sobre cada fatia, virando para untar os dois lados. Cubra com filme de PVC e leve à geladeira por pelo menos 30 minutos, ou deixe-a durante a noite.

2 **Para o molho**, misture a manga, o kiwi e o melado em uma tigela pequena e reserve.

3 **Aqueça 1 colher (chá) de manteiga** em uma frigideira antiaderente grande e rasa em fogo médio. Frite as fatias de pão por 2 minutos de cada lado ou até dourarem; se necessário, acrescente mais manteiga.

4 **Coloque** as fatias em uma travessa. Cubra cada uma com cerca de 3 colheres (sopa) do molho e sirva. Salpique com um pouco mais de melado, se desejar.

informações nutricionais (2 fatias): 270 calorias; 70 calorias provenientes de gorduras; 8 g de gorduras totais; 1,5 g de gorduras saturadas; 110 mg de colesterol; 340 mg de sódio; 42 g de carboidratos; 7 g de fibras; 12 g de proteínas.

sopa de abobrinha, cevadinha e cogumelos

rendimento:
6 porções

ingredientes

2 colheres (sopa) de azeite extravirgem

1 cebola grande fatiada

2 dentes de alho grandes bem picados

2 litros de caldo de carne pronto com teor reduzido de sódio

1 folha de louro

200 g de cevadinha em flocos

225 g de cogumelos portobello ou shitake frescos em fatias finas

1 abobrinha média cortada em fatias finas no sentido do comprimento

1 colher (chá) de tomilho fresco picado

2 colheres (sopa) de salsinha fresca picada

grãos alternativos

Experimente fazer esta sopa usando cevadinha integral com casca. Lembre, porém, que levará muito mais tempo para cozinhar – cerca de 1 hora e meia. Também será necessário um pouco mais de caldo.

Esta sopa rica em fibras, vitaminas C e K e minerais, como selênio, potássio e manganês, é extremamente saudável. A abobrinha dá muito mais sabor à receita.

1 **Aqueça o azeite** em fogo médio em uma panela ou caçarola grande. Assim que o azeite esquentar, ponha a cebola e refogue por 5 minutos. Acrescente o alho e refogue por mais 1 minuto.

2 **Acrescente o caldo**, 475 ml de água, o louro e a cevadinha e ferva em fogo alto. Diminua o fogo para médio, cubra e cozinhe por 50 minutos, ou até que a cevadinha fique levemente macia. Remova o louro.

3 **Acrescente os cogumelos**, a abobrinha e o tomilho e cozinhe com a panela tampada por mais 8 minutos, ou até que os vegetais e a cevadinha estejam macios. Se necessário, acrescente mais caldo até alcançar a consistência desejada.

4 **Sirva** em pratos fundos. Salpique a salsinha.

informações nutricionais por porção: 230 calorias; 60 calorias provenientes de gorduras; 7 g de gorduras totais; 1,5 g de gorduras saturadas; 0 mg de colesterol; 105 mg de sódio; 32 g de carboidratos; 6 g de fibras; 11 g de proteínas.

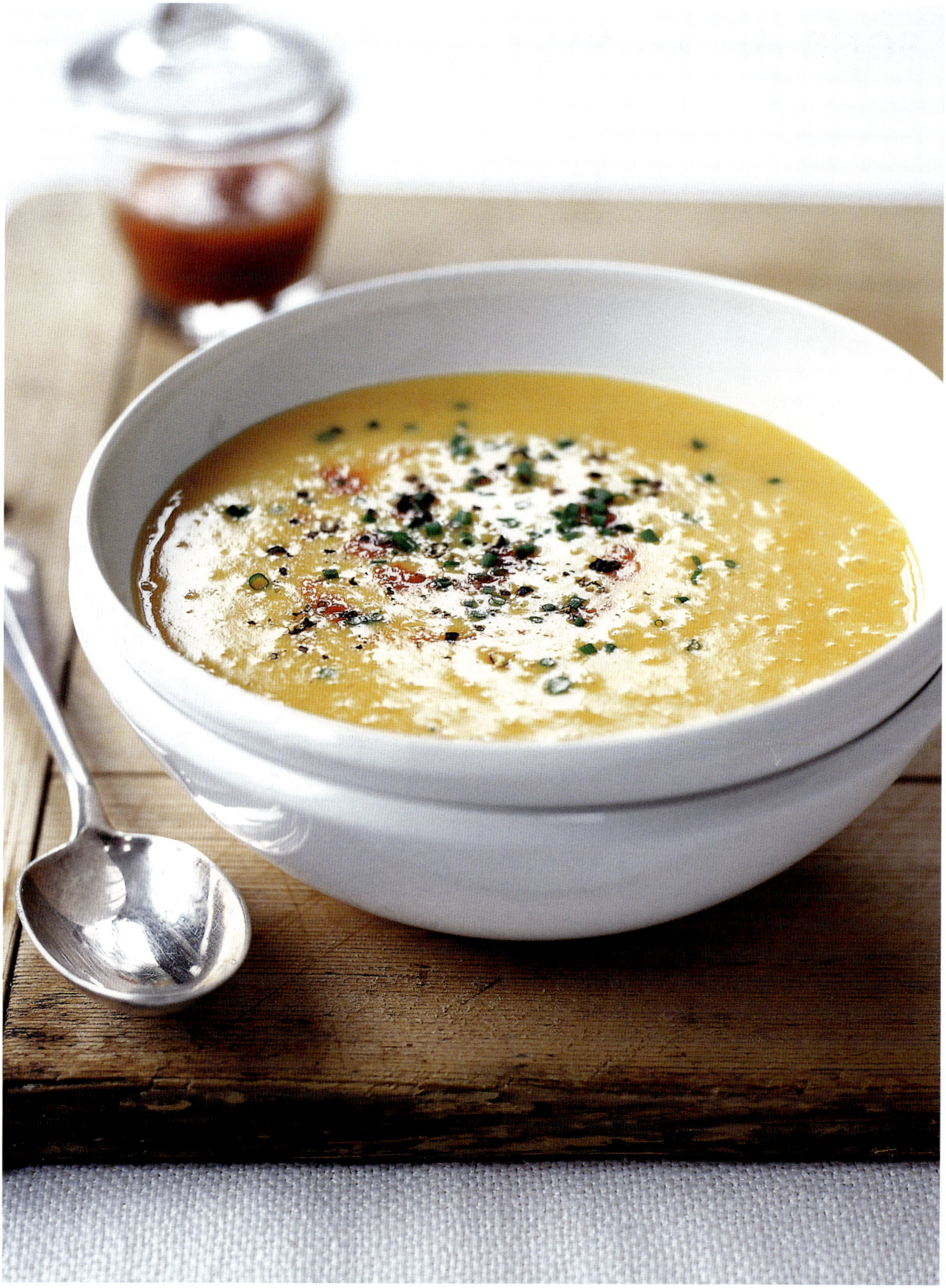

sopa de painço e abóbora

rendimento:
8 porções

ingredientes

1,3 litro de caldo de legumes ou galinha light

150 g de painço

1 abóbora média sem a casca e sem sementes em cubos

240 ml de leite de soja light

molho de pimenta a gosto

sal a gosto

3 colheres (sopa) de cebolinha picada

grãos alternativos

Esta sopa fica também deliciosa – e mais cremosa – quando se substitui o painço por amaranto.

O painço é considerado um dos grãos mais antigos do mundo. Mas esta sopa, de cor alaranjada e textura cremosa, é extremamente moderna. Ela fornece 400% das necessidades diárias de vitamina A e 70% das necessidades de vitamina C.

1 **Em uma panela** ou caçarola grande, ferva o caldo em fogo alto. Acrescente o painço e cozinhe em fogo médio, com a panela tampada, por 30 minutos, ou até que o painço esteja bem cozido.

2 **Acrescente a abóbora** e o leite de soja e mexa. Cozinhe com a panela tampada por mais 30 minutos, ou até que a abóbora esteja na consistência ideal.

3 **Bata a mistura** com o mixer, ou no processador, até formar um purê cremoso. Você também pode bater no liquidificador, acrescentando pequenas quantidades de cada vez. Despeje o purê em uma panela ou caçarola.

4 **Se necessário**, acrescente mais caldo até atingir a consistência desejada. Quando a sopa estiver no fogo, acrescente molho de pimenta e sal a gosto. Misture e polvilhe a cebolinha.

informações nutricionais por porção: 180 calorias; 10 calorias provenientes de gorduras; 1 g de gorduras totais; 0 g de gorduras saturadas; 0 mg de colesterol; 410 mg de sódio; 39 g de carboidratos; 6 g de fibras; 7 g de proteínas.

salada de frango e amaranto com amêndoas

rendimento: 4 porções

ingredientes

60 g de amaranto

340 g de peito de frango cozido ou assado (desossado e sem pele) cortado em cubos

1 talo de salsão (aipo) fatiado bem fino

45 g de cebola bem picada

90 ml de creme azedo (creme de leite light com gotas de limão)

2 colheres (sopa) de maionese light

2 colheres (sopa) de iogurte natural desnatado

1 colher (sopa) de vinagre de maçã

estragão picado a gosto

1 pitada de sal (opcional)

4 folhas grandes do seu tipo preferido de alface

25 g de amêndoas em flocos torradas

grãos alternativos

A quinua e o painço são boas alternativas para substituir o amaranto nesta salada.

O amaranto é um grão com textura semelhante à do caviar, tornando marcante o sabor desta salada de frango. Rica em proteínas, niacina, vitamina B6, selênio e manganês, fica ótima quando servida com torradas de pão integral.

1 **Em uma caçarola pequena**, coloque o amaranto com 240 ml de água em fogo médio/alto até ferver; então diminua o fogo para médio/baixo e tampe. Cozinhe por 15 minutos, ou até os grãos amolecerem. Retire a panela do fogo e deixe esfriar por 5 minutos. Transfira os grãos para uma tigela e leve à geladeira.

2 **Em outro recipiente**, misture o frango, o salsão e a cebola.

3 **Acrescente o creme azedo**, a maionese, o iogurte, o vinagre e o estragão ao amaranto e misture. Adicione o frango temperado e mexa. Deixe na geladeira por pelo menos 30 minutos antes de servir para que os temperos incorporem bem. Acrescente sal a gosto.

4 **Sirva uma porção** desta salada sobre cada folha de alface. Salpique as amêndoas por cima.

informações nutricionais por porção: 240 calorias; 80 calorias provenientes de gorduras; 8 g de gorduras totais; 1,5 g de gorduras saturadas; 45 mg de colesterol; 150 mg de sódio; 19 g de carboidratos; 4 g de fibras; 22 g de proteínas.

salada de macarrão soba com alcachofra e tofu

rendimento:
6 porções

ingredientes

90 ml de vinagre de arroz

2 colheres (sopa) de cebola bem picada

225 g de macarrão soba

1½ colher (sopa) de azeite extravirgem

170 g de fundos de alcachofra em conserva fatiados

½ embalagem de 400 g (peso drenado) de tofu firme cortado em cubos

20 g de manjericão fresco picado, mais um pouco para enfeitar

3 colheres (sopa) de pinholes torrados

sal marinho a gosto

grãos alternativos

Experimente com vários tipos de massa integral, como linguine, fettuccine ou udon.

Esta saborosa salada de macarrão tem tudo o que você poderia desejar de uma salada – nutrientes, sabor e visual atraente. Ela contém uma grande quantidade de proteínas, além de diversos minerais. Isso sem falar do pinhole, que acrescenta textura e um sabor delicioso.

1 **Em uma tigela pequena**, misture o vinagre e a cebola; reserve.

2 **Cozinhe o macarrão** até que fique *al dente* – cerca de 1 minuto a menos do que o tempo sugerido na embalagem. Escorra. Despeje o macarrão em uma tigela grande com 1 colher (sopa) de azeite. Acrescente o vinagre com cebola e os fundos de alcachofra. Deixe esfriar.

3 **Aqueça o restante do azeite** em uma panela antiaderente em fogo médio e acrescente os cubos de tofu. Refogue por 10 minutos, ou até dourar de todos os lados. Retire da panela.

4 **Misture o macarrão**, os cubos de tofu, o manjericão e os pinholes. Adicione sal a gosto. Enfeite com manjericão. Sirva gelado ou em temperatura ambiente.

informações nutricionais por porção: 240 calorias; 80 calorias provenientes de gorduras; 9 g de gorduras totais; 1 g de gorduras saturadas; 0 mg de colesterol; 540 mg de sódio; 33 g de carboidratos; 2 g de fibras; 11 g de proteínas.

salada de milho verde, cevadinha e rúcula com queijo de cabra

rendimento: 6 porções

ingredientes

100 g de cevadinha

2 maços de rúcula picados

170 g de grãos de milho verde fresco cozido ou congelado

15 g de cebolinha picada

2 colheres (sopa) de azeite extravirgem

3 colheres (sopa) de vinagre de maçã

3 colheres (sopa) de cebola bem picada

2 colheres (chá) de mostarda de Dijon

sal marinho a gosto

pimenta-do-reino moída na hora a gosto

85 g de queijo de cabra light macio em pedaços

grãos alternativos

A espelta ou o triticale fornecem textura similar à da cevadinha nesta salada.

Esta salada picante, perfeita para piqueniques ou festas, fica ainda mais gostosa (e nutritiva) quando feita com milho verde fresco. A cevadinha é rica em fibras, enquanto a rúcula dá um sabor especial à receita. Para um verdadeiro deleite culinário, experimente prepará-la com milho assado na espiga.

1 **Em uma caçarola média**, ferva a cevadinha em fogo alto em cerca de 500 ml de água; diminua o fogo para médio/baixo e tampe. Cozinhe por 45 minutos, ou até que os grãos fiquem entre macios e *al dente*. Retire do fogo e deixe esfriar por 10 minutos. Transfira para uma tigela. Resfrie. (Nota: esta etapa pode ser feita com antecedência.)

2 **Em uma tigela grande**, misture a cevadinha com a rúcula, o milho e a cebolinha.

3 **Misture o azeite**, o vinagre, a cebola e a mostarda em uma tigela pequena, e despeje esse molho sobre a mistura de cevadinha.

4 **Acrescente sal e pimenta**. Salpique o queijo de cabra.

informações nutricionais por porção: 170 calorias; 60 calorias provenientes de gorduras; 7 g de gorduras totais; 2 g de gorduras saturadas; 0 mg de colesterol; 110 mg de sódio; 23 g de carboidratos; 5 g de fibras; 5 g de proteínas.

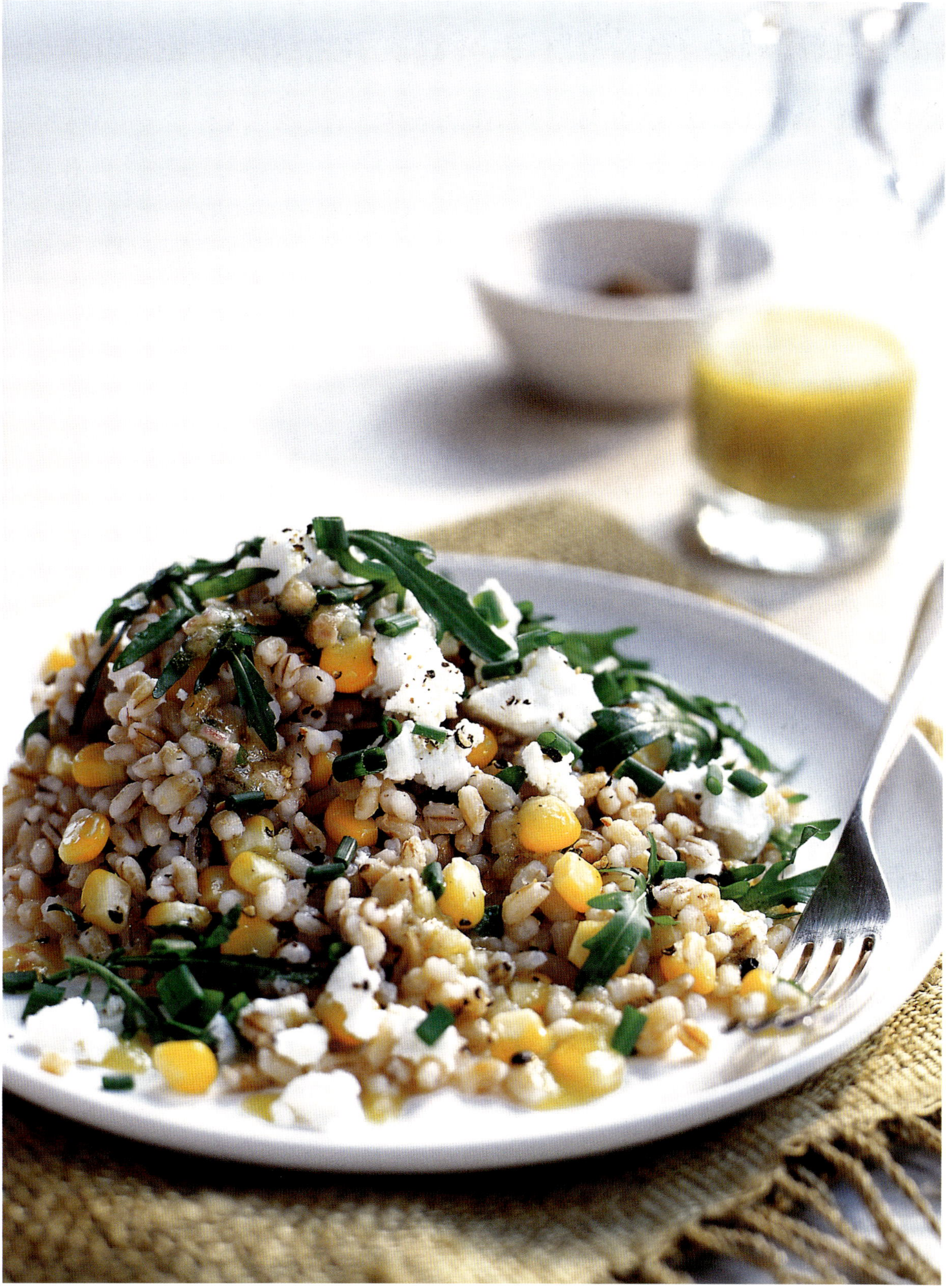

salada de milho verde e trigo com tomate-cereja

rendimento: 4 porções

ingredientes

- 100 g de trigo para quibe
- 240 ml de suco de tomate
- 1 colher (sopa) de azeite extravirgem
- 125 g de grãos de milho verde fresco cozido ou congelado
- 120 g de tomates-cerejas; metade cortada em fatias finas e metade cortada ao meio
- 15 g de cebolinha fresca picada
- 15 g de manjericão fresco picado ou cortado em fatias bem finas
- vinagre de vinho tinto a gosto
- pimenta-do-reino moída na hora a gosto

grãos alternativos

A quinua é uma boa opção para esta salada. Outra alternativa seria fazer do milho verde o ingrediente principal, substituindo o trigo para quibe e o suco de tomate por 325 g de milho verde (e mantendo os outros ingredientes).

Esta salada é altamente nutritiva e fornece vitaminas A, C e K, além de magnésio e fibras. Torrar o trigo dá um sabor semelhante às nozes. Tostar o milho verde – também chamado de caramelizar – produz uma doçura natural.

1 **Em uma frigideira grande**, toste o trigo em fogo médio por 6 minutos, ou até dourar. Mexa de vez em quando.

2 **Ferva o suco de tomate** com 125 ml de água. Abaixe o fogo e cozinhe tampado por 5 minutos. Retire e reserve por 10 minutos para esfriar. Transfira para uma tigela e leve à geladeira.

3 **Aqueça o azeite** em uma frigideira grande em fogo médio/alto. Refogue o milho verde por 2 minutos, ou até dourar. Deixe esfriar.

4 **Misture suavemente o trigo**, os tomates fatiados, a cebolinha, o manjericão, o vinagre e o milho verde. Acrescente pimenta a gosto. Decore com os tomates cortados ao meio.

informações nutricionais por porção: 160 calorias; 35 calorias provenientes de gorduras; 4 g de gorduras totais; 0,5 g de gorduras saturadas; 0 mg de colesterol; 170 mg de sódio; 29 g de carboidratos; 6 g de fibras; 5 g de proteínas.

salada de berinjela e triticale com amendoim

rendimento: 4 porções

ingredientes

25 g de triticale

4 berinjelas japonesas

3 colheres (sopa) de suco de limão

3 colheres (sopa) de cebola fatiada

2 cebolinhas cortadas finamente (a parte verde e a branca)

2 colheres (sopa) de coentro fresco picado, mais alguns ramos para enfeitar

1 colher (sopa) de molho de alho picante

1 colher (sopa) de mel de laranjeira

2 colheres (chá) de shoyu light

2 colheres (sopa) de nozes ou castanhas-do-pará torradas, picadas e sem sal

grãos alternativos

A espelta pode substituir o triticale nesta salada de inspiração japonesa. Prepare da mesma forma que o triticale.

Poucas pessoas conhecem o triticale, que pode ser difícil de encontrar, mas esse grão é uma excelente fonte de fibras, além de conter diversas vitaminas e minerais. Se não o encontrar nas lojas de produtos naturais, use espelta: o resultado será tão bom quanto.

1 **Ferva o triticale** em 475 ml de água numa caçarola pequena, em fogo alto; diminua o fogo para médio/baixo e tampe. Cozinhe por 1 hora, ou até que os grãos fiquem entre macios e *al dente*. Retire do fogo e reserve, tampado, por 10 minutos. Transfira para uma tigela e leve à geladeira.

2 **Preaqueça o forno** a 200°C. Embrulhe as berinjelas em papel-alumínio e leve ao forno por 20 minutos, ou até que assem completamente. Deixe esfriar.

3 **Misture o suco de limão**, a cebola, as cebolinhas, o coentro, o molho de alho, o mel e o shoyu em uma tigela média. Retire os talos das berinjelas e corte-as ao meio; corte cada metade em 2 ou 3 fatias no sentido do comprimento e depois em pedaços pequenos, na horizontal. Misture os pedaços de berinjela e o triticale à mistura da tigela.

4 **Antes de servir**, salpique o amendoim por cima e enfeite com ramos de coentro.

informações nutricionais por porção: 140 calorias; 25 calorias provenientes de gorduras; 3 g de gorduras totais; 0 g de gorduras saturadas; 0 mg de colesterol; 210 mg de sódio; 27 g de carboidratos; 7 g de fibras; 5 g de proteínas.

SOPAS E SALADAS

salada de miniespinafre, quinua e pinholes

rendimento: 6 porções

ingredientes

- 140 g de quinua
- cerca de 3 colheres (sopa) de suco de 1 limão
- 3 colheres (sopa) de azeite extravirgem
- sal marinho a gosto
- 60 g de miniespinafre fresco
- 30 g de queijo feta (ou branco light) em pedaços
- 55 g de cebolinha (cerca de 3 talos) bem fatiada
- 55 g de tomates-cerejas cortados em quatro
- 3 colheres (sopa) de hortelã (ou manjericão) fresca bem picada
- 3 colheres (sopa) de pinholes torrados

grãos alternativos

O trigo para quibe e o amaranto são boas opções para substituir a quinua nesta receita.

Como a quinua é considerada por muitos o grão mais saudável do mundo, esta receita deve ser a salada mais saudável do mundo. Repleta de vitaminas, minerais e proteínas, pode ser uma refeição leve acompanhada pela Sopa de painço e abóbora (ver pp. 92-3).

1 **Ferva a quinua** em 475 ml de água em uma caçarola média, em fogo alto; diminua o fogo para médio e tampe. Cozinhe por 12 minutos, ou até os grãos ficarem macios. Retire do fogo e reserve por 5 minutos.

2 **Misture o suco de limão**, o azeite e o sal em uma tigela grande. Acrescente a quinua quente e mexa com um garfo. Leve à geladeira.

3 **Quando a quinua estiver gelada**, acrescente o miniespinafre, o queijo feta, a cebolinha, os tomates e as ervas.

4 **Salpique** os pinholes e sirva.

informações nutricionais por porção: 230 calorias; 120 calorias provenientes de gorduras; 13 g de gorduras totais; 3 g de gorduras saturadas; 5 mg de colesterol; 160 mg de sódio; 23 g de carboidratos; 3 g de fibras; 6 g de proteínas.

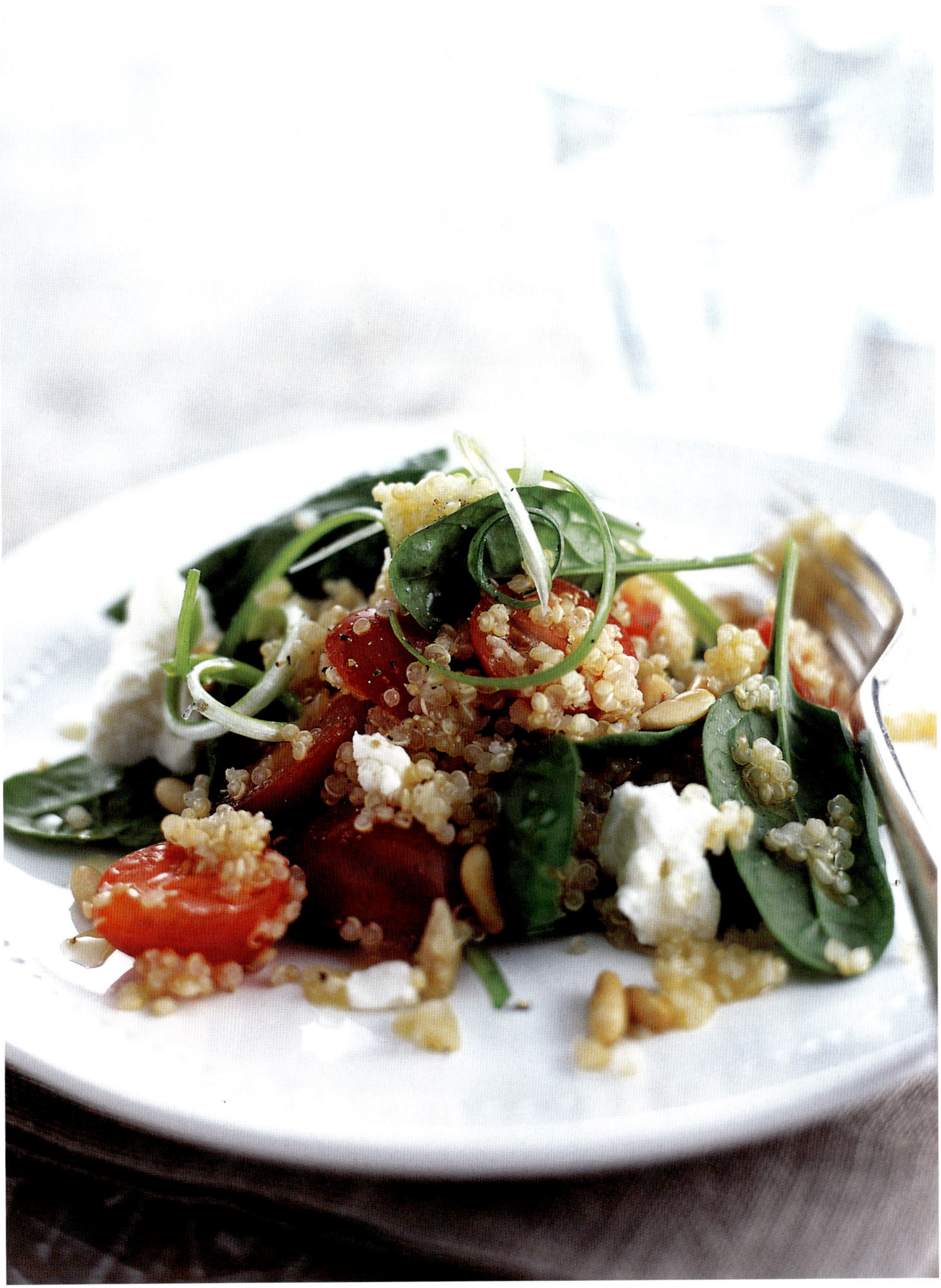

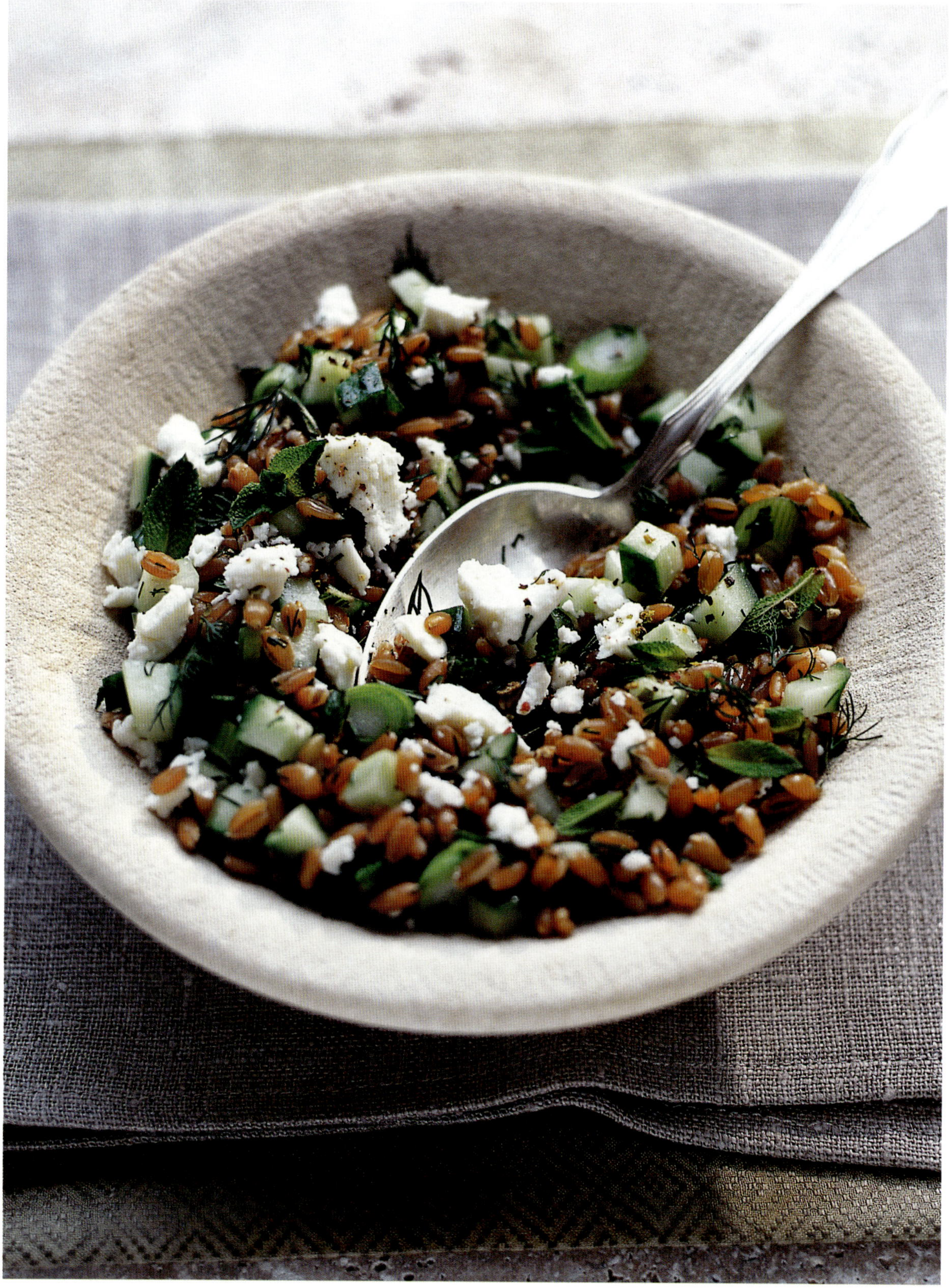

salada grega de espelta, pepino, endro e hortelã

rendimento: 4 porções

ingredientes

45 g de espelta

4 colheres (sopa) de suco de limão

2 colheres (sopa) de azeite extravirgem

1 dente de alho grande bem picado

½ pepino grande cortado em cubos

55 g de cebolinha picada

15 g de endro fresco picado

15 g de hortelã fresca picada

pimenta-do-reino moída na hora a gosto

sal marinho a gosto

25 g de queijo feta (ou branco light) em pedaços

grãos alternativos

Se usar trigo para quibe, esta salada ficará parecida com o tabule. Outras alternativas são o triticale ou arroz integral.

Esta adaptação grega do tabule árabe é um ótimo acompanhamento para peixes grelhados. O tabule é feito tradicionalmente com trigo para quibe. Esta variação, por sua vez, usa a espelta, o que confere um leve sabor de avelãs à receita, além de proporcinar maior quantidade de proteínas e vitaminas C e K.

1 **Ferva a espelta** em 750 ml de água em uma caçarola pequena, em fogo alto; diminua o fogo para médio/baixo e tampe. Cozinhe por 1 hora e 15 minutos, ou até que os grãos fiquem entre macios e *al dente*. Retire do fogo e reserve tampado por 10 minutos. Transfira para uma tigela e leve à geladeira. (Nota: esta etapa pode ser feita com antecedência.)

2 **Misture o suco de limão**, o azeite e o alho em uma tigela média. Acrescente a espelta resfriada. Mexa com um garfo.

3 **Acrescente** o pepino, a cebolinha, o endro, a hortelã e mexa. Tempere com pimenta e sal a gosto.

4 **Misture**, salpique o queijo feta por cima e sirva.

informações nutricionais por porção: 180 calorias; 90 calorias provenientes de gorduras; 10 g de gorduras totais; 2,5 g de gorduras saturadas; 10 mg de colesterol; 250 mg de sódio; 21 g de carboidratos; 1 g de fibras; 5 g de proteínas.

SOPAS E SALADAS

salada de trigo com limão, grão-de-bico e pimentão

rendimento: 8 porções

ingredientes

200 g de trigo para quibe

125 ml de suco de limão

1 dente de alho grande bem picado

420 g de grão-de-bico cozido sem sal

120 g de pimentão em conserva sem pele drenado e cortado em cubos

15 g de salsinha picada

2 colheres (sopa) de azeite extravirgem

2 colheres (sopa) de caldo de legumes ou galinha light

1 pimenta-jalapeña com sementes ou malagueta bem picada

sal marinho a gosto

grãos alternativos

A quinua acrescenta novo sabor e textura a esta salada.

Com ingredientes variados como grão-de-bico, pimentão em conserva e pimenta vermelha, esta salada incorpora sabores de diversas culturas – árabe, italiana e mexicana. As suas papilas gustativas ficarão inebriadas.

1 **Coloque o trigo para quibe** em uma tigela grande. Acrescente 750 ml de água fervente e reserve por 20 minutos. Escorra em uma peneira, pressionando levemente para retirar o excesso de água.

2 **Despeje o trigo** novamente na tigela e acrescente 4 colheres (sopa) do suco de limão, o alho, o grão-de-bico, o pimentão em conserva e a salsinha.

3 **Misture o azeite**, o caldo de legumes ou galinha, a pimenta jalapeña, o sal e o restante do suco de limão em uma tigela pequena. Espalhe esse molho sobre o trigo e mexa.

informações nutricionais por porção: 210 calorias; 40 calorias provenientes de gorduras; 4,5 g de gorduras totais; 0,5 g de gorduras saturadas; 0 mg de colesterol; 370 mg de sódio; 34 g de carboidratos; 7 g de fibras; 7 g de proteínas.

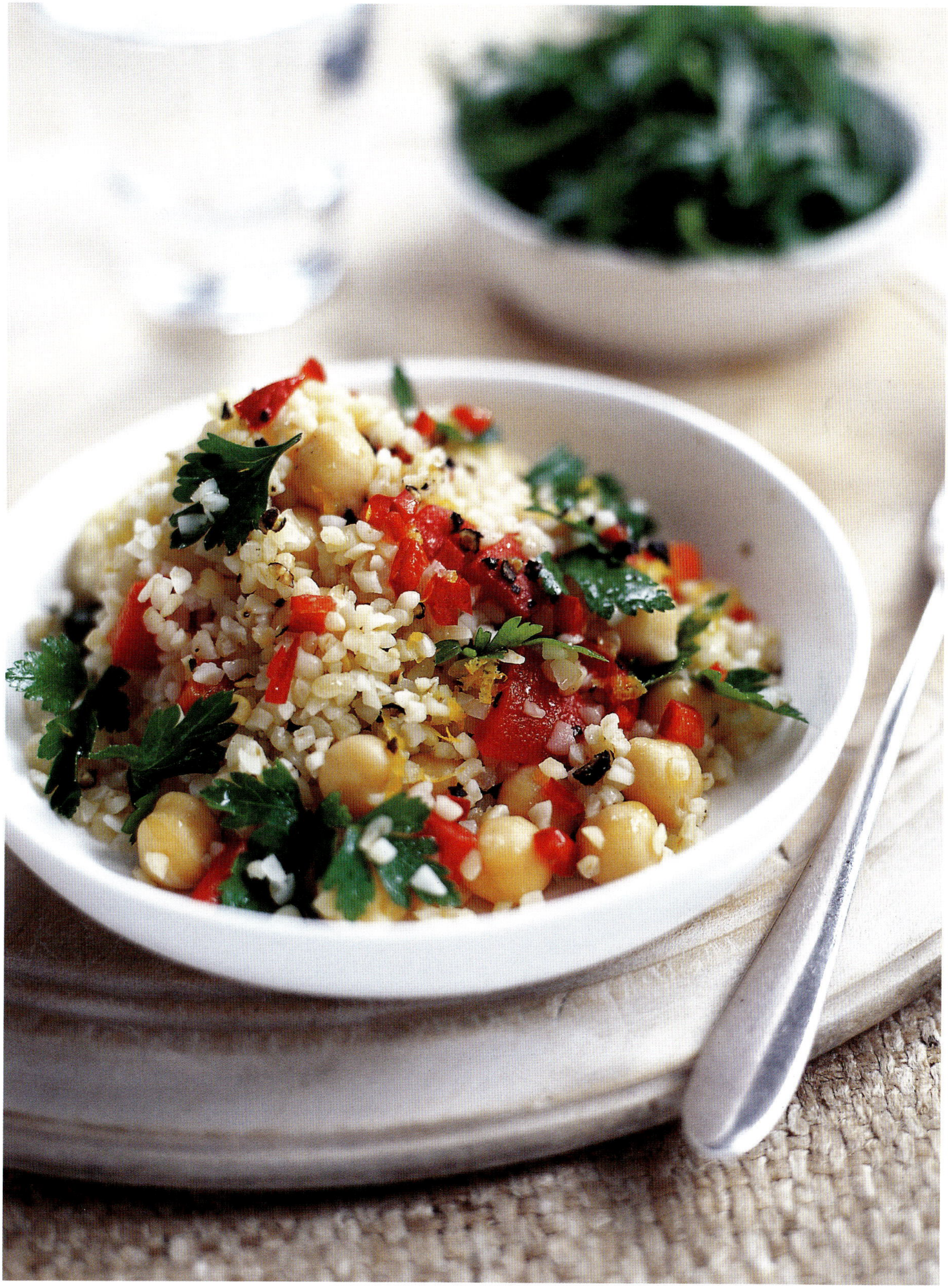

minipanquecas de amaranto com abobrinha

rendimento: 14 minipanquecas

ingredientes

100 g de amaranto

100 g de abobrinha (cerca de meia abobrinha média) ralada e bem escorrida

45 g de cebola bem picada

35 g de farinha de amaranto

1 ovo grande

¾ colher (chá) de tempero de sal com alho

molho de pimenta a gosto

azeite para untar

4 colheres (sopa) de creme azedo (creme de leite light com gotas de limão) (opcional)

grãos alternativos

Outros grãos integrais ficarão ótimos no lugar do amaranto. Escolha o seu.

Se você é fã de falafel, vai adorar essas minipanquecas de amaranto super-saudáveis. Rápidas e fáceis de preparar, elas são ideais para festas. Duas unidades têm apenas 100 calorias, mas muitas vitaminas e minerais. São panquecas nutritivas e deliciosas!

1 **Ferva o amaranto** em 360 ml de água em uma caçarola pequena, em fogo alto. Diminua o fogo para médio/baixo e tampe. Cozinhe por 20 minutos, ou até que os grãos fiquem macios e a água seja quase totalmente absorvida. Retire do fogo e reserve tampado por 5 minutos.

2 **Misture a abobrinha**, a cebola, a farinha, o ovo, o tempero de sal com alho e o molho de pimenta em uma tigela média. Acrescente o amaranto cozido e mexa até se tornar uma mistura uniforme.

3 **Unte uma panela antiaderente grande** com um pouco de azeite. Quando a panela estiver quente, coloque a mistura de amaranto e abobrinha para fritar com a ajuda de uma colher – ponha cerca de 2 colheres (sopa) por minipanqueca – e amasse com o dorso da colher para que fiquem arredondadas. Frite cada lado por 4-5 minutos, ou até dourar, virando apenas quando estiver totalmente frito. Se desejar, sirva cada minipanqueca com uma colher (chá) do creme azedo.

informações nutricionais (2 minipanquecas): 100 calorias; 15 calorias provenientes de gorduras; 2 g de gorduras totais; 0,5 g de gorduras saturadas; 30 mg de colesterol; 110 mg de sódio; 15 g de carboidratos; 3 g de fibras; 5 g de proteínas.

biscoitos de aveia com queijo de cabra e ameixas

rendimento:
16 biscoitos

ingredientes

85 g de aveia em flocos

2 colheres (sopa) de farinha de trigo integral

½ colher (chá) de sal marinho

½ colher (chá) de fermento em pó

2 colheres (sopa) de manteiga sem sal gelada em pedaços

2-3 colheres (sopa) de leite desnatado

85 g de ameixas secas bem picadas

4 colheres (sopa) de suco de romã ou uva

2 colheres (chá) de folhas de tomilho bem picadas

70 g de queijo de cabra light

16 ramos pequenos de tomilho

grãos alternativos

Esta receita é muito versátil: nela você pode usar qualquer farinha de grãos integrais.

Os biscoitos de aveia, ou oatcakes, são uma especialidade escocesa. Preparada com queijo de cabra, ameixas secas e ervas frescas, esta receita é um clássico atualizado. Ricos em fibras, os biscoitos de aveia, servidos como entrada ou prato principal, certamente são capazes de saciar o apetite.

1 **Preaqueça o forno** a 190°C. Bata a aveia no processador até ficar bem moída. Acrescente a farinha, o sal, o fermento e a manteiga, e bata até obter uma mistura homogênea. Acrescente 2 colheres (sopa) de leite e processe até formar uma massa. Se necessário, adicione 1 colher (sopa) a mais de leite.

2 **Em uma superfície levemente enfarinhada**, abra a massa até que fique redonda, com 15 cm de diâmetro. Com um cortador de biscoito de 5 cm de diâmetro (ou com a boca de um copo, caso não tenha o cortador), corte 16 biscoitos e coloque-os em uma assadeira antiaderente, a 2,5 cm de distância um do outro. Asse por 12-15 minutos, até ficarem crocantes. Tire do forno e deixe esfriar.

3 **Misture as ameixas**, o suco e as 2 colheres (chá) de tomilho em uma caçarola pequena e cozinhe, mexendo de vez em quando, por 5 minutos ou até que quase todo o líquido evapore. Transfira a mistura para uma tigela pequena e deixe esfriar.

4 **Cubra os biscoitos** com cerca de ½ colher (sopa) da mistura de ameixa, 1 colher (chá) de queijo de cabra e um ramo de tomilho.

informações nutricionais (2 biscoitos): 100 calorias; 40 calorias provenientes de gorduras; 4,5 g de gorduras totais; 2,5 g de gorduras saturadas; 10 mg de colesterol; 220 mg de sódio; 14 g de carboidratos; 2 g de fibras; 2 g de proteínas.

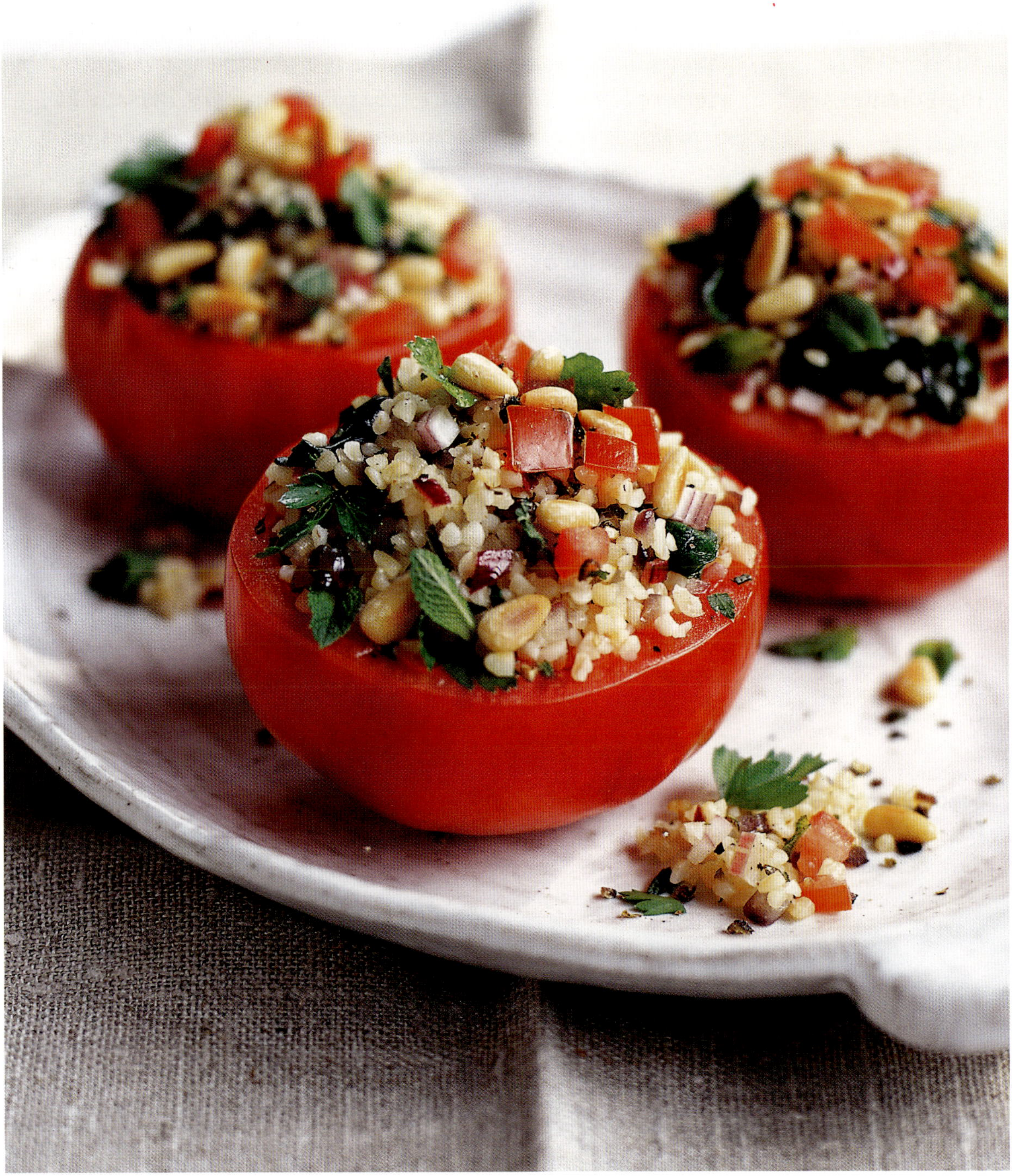

tomates recheados com trigo, ervas e pinholes

rendimento: 4 porções

ingredientes

4 tomates grandes

2 colheres (sopa) de azeite extravirgem

1 cebola roxa grande bem picada

140 g de trigo para quibe

15 g de folhas de miniespinafre

sal marinho a gosto

1 pitada de pimenta-do-reino moída na hora

45 g de pinholes torrados

20 g de salsinha picada

3 colheres (sopa) de hortelã picada

2 colheres (sopa) de suco de limão ou vinagre de vinho tinto

grãos alternativos

A quinua e o amaranto são bons substitutos do trigo para quibe.

O trigo para quibe é um alimento incrivelmente saudável e um dos principais ingredientes da culinária árabe. Cada porção desta receita contém 12 g de fibras e 60% das necessidades diárias de vitaminas A e C, além de ferro, potássio, zinco e magnésio.

1 **Corte o topo dos tomates** (cerca de ⅓). Retire as sementes e o miolo dos topos; corte em cubos e reserve. Com o auxílio de uma colher, retire o miolo e sementes das bases dos tomates e forme "conchas". Coloque-as viradas para baixo sobre papel-toalha para secar.

2 **Aqueça o azeite** em uma caçarola grande em fogo médio. Quando esquentar, refogue a cebola, mexendo de vez em quando, por 8 minutos, ou até que fique macia e levemente dourada. Acrescente o trigo, o espinafre, o sal e a pimenta e cozinhe mexendo por 1 minuto, ou até que o espinafre murche.

3 **Acrescente 240 ml de água**, retire do fogo e reserve, tampado, por 30 minutos, ou até que o trigo amoleça.

4 **Adicione os pinholes**, a salsinha, a hortelã e o suco de limão ou vinagre. Com uma colher, coloque o recheio de trigo nas "conchas de tomate". Espalhe os cubinhos de tomate por cima. Sirva em temperatura ambiente.

informações nutricionais (1 tomate recheado): 330 calorias; 150 calorias provenientes de gorduras; 16 g de gorduras totais; 2 g de gorduras saturadas; 0 mg de colesterol; 220 mg de sódio; 43 g de carboidratos; 12 g de fibras; 9 g de proteínas.

crepes de trigo-sarraceno com queijo de cabra e tomate seco

rendimento: 8 crepes

ingredientes

150 ml de leite desnatado frio

1 ovo grande

1 colher (sopa) de manteiga ou margarina sem sal derretida

35 g de farinha de trigo-sarraceno

35 g de farinha de trigo integral

115 g de queijo de cabra light

5 tomates secos (sem o óleo) bem picados

alho em pó a gosto

4 colheres (chá) de azeite extravirgem

grãos alternativos

Para crepes mais encorpados, use 70 g de farinha de trigo-sarraceno em vez de 35 g de cada tipo de farinha.

Os crepes doces geralmente são servidos no café-da-manhã. Nesta saborosa receita, porém, eles são recheados com queijo de cabra e tomates secos, transformando-se em deliciosas entradas ou petiscos para o fim do dia.

1 **Bata no liquidificador** o ovo, a manteiga ou margarina e as farinhas em velocidade alta por 45 segundos, ou até que a massa fique uniforme. Cubra e refrigere por pelo menos 1 hora.

2 **Misture** bem o queijo de cabra, os tomates secos e o alho em pó numa tigela pequena; leve à geladeira.

3 **Preaqueça o forno** a 180°C. Aqueça meia colher (chá) de azeite em uma frigideira para crepes, em fogo médio. Coloque cerca de 2 colheres (sopa) da massa na frigideira, inclinando até que ela fique circular e fina. Cozinhe por 1 minuto, ou até que as bordas comecem a desgrudar da frigideira e a parte inferior esteja levemente dourada. Vire o crepe e cozinhe por mais 30 segundos, ou até que esteja levemente dourado. Repita o procedimento até obter 8 crepes.

4 **Distribua a mistura** de queijo por cima de cada crepe. Dobre as bordas, coloque em uma assadeira grande e leve ao forno por 5 minutos. Sirva quente.

informações nutricionais (2 crepes): 210 calorias; 120 calorias provenientes de gorduras; 13 g de gorduras totais; 4 g de gorduras saturadas; 60 mg de colesterol; 310 mg de sódio; 16 g de carboidratos; 2 g de fibras; 8 g de proteínas.

sanduíche de quinua e atum no pão integral

rendimento: 6 sanduíches

ingredientes

75 g de quinua

6 colheres (sopa) de iogurte natural desnatado

3 colheres (sopa) de maionese light

2 colheres (sopa) de mostarda de Dijon picante

cerca de 2 colheres (sopa) de suco de limão

1 lata (170 g) de atum sólido drenado

120 g de tomates-cerejas fatiados ou cortados ao meio

85 g de cebola cortada em cubos

15 g de salsinha bem picada

12 fatias de pão de trigo integral light (torrado, se desejar)

grãos alternativos

Use o amaranto em vez da quinua e obtenha uma textura mais cremosa. Para reduzir as calorias, sirva a mistura de quinua e atum sobre uma fatia de pão light, ou embrulhada em folhas de alface.

O sanduíche de atum é um clássico. Você vai adorar esta variação com um toque de quinua. Para deixar o seu sanduíche mais recheado e nutritivo, acrescente brotos de alfafa, abacate, alface e mais tomate.

1 **Ferva a quinua** em 240 ml de água em uma caçarola pequena, em fogo alto. Diminua o fogo para médio e tampe. Cozinhe por 7 minutos, ou até que a quinua tenha absorvido toda a água. Retire do fogo. Reserve tampado por 5 minutos e leve à geladeira.

2 **Misture o iogurte**, a maionese, a mostarda e o suco de limão em uma tigela grande até ficar com textura uniforme.

3 **Acrescente o atum** e a quinua e misture bem. Acrescente os tomates, a cebola e a salsinha e mexa.

4 **Sirva no pão**. Corte os sanduíches na diagonal.

informações nutricionais (1 sanduíche): 240 calorias; 70 calorias provenientes de gorduras; 8 g de gorduras totais; 1 g de gorduras saturadas; 15 mg de colesterol; 480 mg de sódio; 32 g de carboidratos; 8 g de fibras; 14 g de proteínas.

petiscos de frango assado empanado com fubá

rendimento: 12 unidades

ingredientes

70 g de farinha de trigo

1 ovo grande

1 gema grande

½ colher (chá) de pimenta-do-reino moída na hora

½ colher (chá) de pimenta-de-caiena

100 g de fubá mimoso para polenta

½ colher (chá) de alho em pó

450 g de peito de frango desossado e sem pele, cortado na diagonal em 12 tiras longas

azeite para untar

6 colheres (sopa) de molho de mostarda com mel ou outro de sua preferência

grãos alternativos

Estes petiscos ficam crocantes com farinha de rosca integral em vez de fubá. Se você usar *corn flakes* moídos, eles ficarão ainda mais crocantes.

Esta receita saborosa é garantia de sucesso entre as crianças, além de perfeita para festas ou como prato principal acompanhado de salada. Ricos em proteínas, mas com bem menos gordura do que o frango frito tradicional, estes petiscos oferecem sabor sem culpa.

1 **Preaqueça o forno** a 190°C. Coloque a farinha em uma tigela. Em outra tigela, misture o ovo e a clara com 2 colheres (sopa) de água fresca e as pimentas. Em uma terceira tigela, misture o fubá com ¼ de colher (chá) do alho em pó.

2 **Tempere as tiras de frango** com o restante do alho em pó. Empane as tiras na farinha, passe na mistura de ovo e depois no fubá.

3 **Unte as tiras de frango** com um pouco de azeite e as coloque em uma assadeira antiaderente de 22 x 32 cm.

4 **Asse por 20-22 minutos**, virando as tiras após 12 minutos. Sirva quente ou em temperatura ambiente, com o molho de mostarda ou outro molho de sua escolha.

informações nutricionais (2 petiscos): 250 calorias; 20 calorias provenientes de gorduras; 2 g de gorduras totais; 0,5 g de gorduras saturadas; 80 mg de colesterol; 230 mg de sódio; 33 g de carboidratos; 2 g de fibras; 23 g de proteínas.

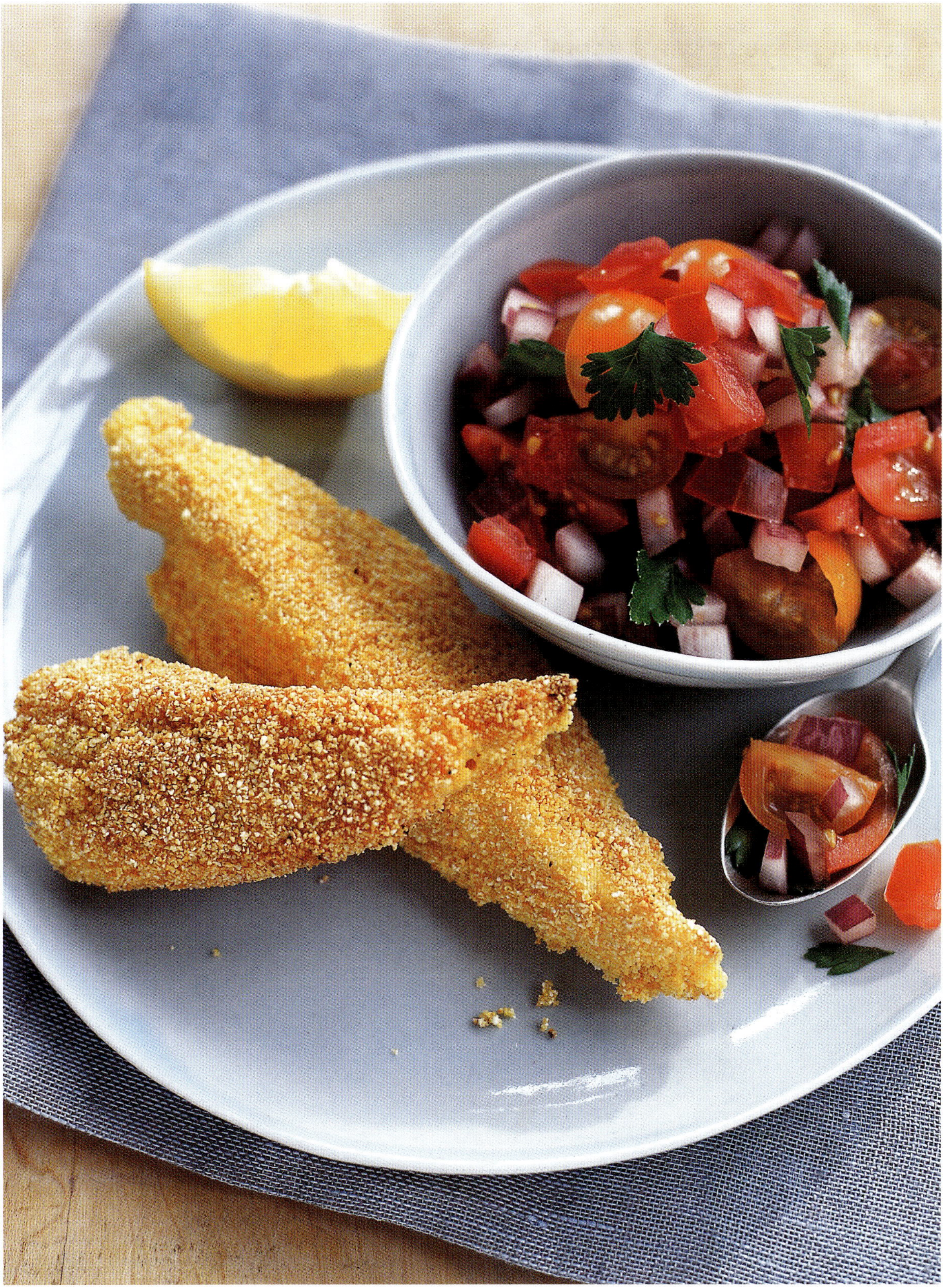

cevadinha à italiana com escarola e salsicha de peru

rendimento: 4 porções

ingredientes

175 g de cevadinha com casca

1 colher (sopa) de azeite extravirgem

170 g de salsicha de peru

1 maço de folhas de escarola ou chicória rasgadas grosseiramente

2 dentes de alho grandes bem picados

240 ml de caldo de galinha light

20 g de salsinha picada

sal a gosto

2 colheres (sopa) de queijo parmesão italiano ralado

grãos alternativos

Como alternativa também saborosa, experimente com qualquer massa integral ou sirva com quinua.

A cevadinha realça o sabor desta receita. Para obter um toque a mais, use salsichas de peru picantes, uma alternativa muito mais saudável do que a salsicha tradicional, com bem menos gordura e muito mais fibras, folato e vitaminas.

1 **Ferva a cevadinha** em 750 ml de água em uma caçarola média, em fogo alto; diminua o fogo para médio/baixo e tampe. Cozinhe por 45 minutos, ou até que os grãos fiquem entre macios e *al dente*.

2 **Aqueça o azeite** em uma grande frigideira, em fogo médio. Adicione as salsichas e aqueça-as por 5 minutos, ou até que fiquem cozidas. Retire-as, deixando a gordura na panela.

3 **Acrescente a escarola** e o alho à frigideira e refogue por 3 minutos, ou até a verdura murchar.

4 **Adicione as salsichas**, a cevadinha e o caldo à caçarola e deixe levantar fervura em fogo alto; retire do fogo.

5 **Acrescente a salsinha** e sal a gosto e mexa. Salpique o queijo e sirva em pratos fundos.

informações nutricionais por porção: 300 calorias; 80 calorias provenientes de gorduras; 8 g de gorduras totais; 2 g de gorduras saturadas; 35 mg de colesterol; 450 mg de sódio; 42 g de carboidratos; 10 g de fibras; 16 g de proteínas.

pimentões recheados com quinua e peito de peru

rendimento: 4 porções

ingredientes

100 g de quinua

4 pimentões vermelhos grandes

2 colheres (chá) de azeite extravirgem

1 cebola roxa grande picada

3 dentes de alho grandes bem picados

360 ml de molho de tomate fresco ou em lata

340 g de peito de peru desfiado

1 ovo grande batido

20 g de salsinha picada

sal marinho a gosto

pimenta-do-reino moída na hora a gosto

grãos alternativos

A quinua pode ser substituída por trigo para quibe, arroz integral ou arroz selvagem.

Você deseja uma comida caseira saborosa e agradável? Estes pimentões recheados têm pouca gordura e são ricos em proteínas, vitaminas C e K, ferro e zinco. Para uma opção vegetariana, substitua o peito de peru desfiado por berinjela picada ou tofu.

1 **Ferva a quinua** em 360 ml de água em uma caçarola pequena, em fogo alto. Diminua o fogo para médio e tampe. Cozinhe por 10 minutos. Retire do fogo e reserve, tampado, por 5 minutos. Transfira para uma tigela. Leve à geladeira.

2 **Corte o topo** (cerca de 2,5 cm) dos pimentões, retire os talos e corte em cubos. Com uma colher, retire as sementes dos pimentões.

3 **Aqueça o azeite** em uma frigideira antiaderente, em fogo médio. Acrescente os pimentões, a cebola e o alho e refogue por 8 minutos. Transfira para uma tigela grande. Adicione a quinua, 125 ml de molho de tomate, o peru, o ovo, a salsinha, o sal e a pimenta.

4 **Recheie** as cavidades dos pimentões com a mistura de peru. Arrume os pimentões em uma assadeira grande. Despeje o restante do molho de tomate e 120 ml de água em torno dos pimentões e ferva.

5 **Diminua o fogo** para médio/baixo, tampe e cozinhe por 25 minutos. Com o auxílio de uma colher, despeje o molho sobre os pimentões. Tampe e cozinhe por mais 20 minutos, até que o recheio esteja bem cozido. Reserve, tampado, por 5 minutos. Despeje o molho sobre os pimentões e sirva.

informações nutricionais (1 pimentão recheado): 390 calorias; 90 calorias provenientes de gorduras; 10 g de gorduras totais; 2 g de gorduras saturadas; 85 mg de colesterol; 490 mg de sódio; 46 g de carboidratos; 8 g de fibras; 30 g de proteínas.

arroz integral e selvagem com salmão

rendimento: 4 porções

ingredientes

2 colheres (chá) de óleo de gergelim torrado

100 g de arroz selvagem

100 g de arroz integral

2 dentes de alho grandes picados

150 ml de suco de laranja

4 filés de salmão (cerca de 85 g cada)

2 colheres (chá) de shoyu light

1 colher (chá) de mel de laranjeira

140 g de buquês de brócolis picados

1 abobrinha média, fatiada bem fino

2 colheres (chá) de sementes de gergelim torradas

grãos alternativos

Esta receita também fica deliciosa com amaranto. Já a cevadinha atribui uma textura mais consistente ao prato.

Ao provar este sabor atraente, você vai se sentir como se estivesse na Ásia. É uma ótima escolha para uma refeição simples e saudável no meio da semana. Excelente fonte de ácidos graxos ômega-3, folato, vitaminas C, B6 e B12, ainda fornece 70% das necessidades diárias de selênio.

1 **Aqueça 1 colher (chá)** do óleo em uma caçarola média, em fogo médio. Acrescente o arroz selvagem e o arroz integral e refogue por 1 minuto. Coloque o alho, 360 ml de água e ferva em fogo alto. Tampe, diminua o fogo para baixo e cozinhe por 20 minutos. Adicione o suco de laranja e cozinhe por mais 20 minutos, ou até que o arroz esteja macio.

2 **Preaqueça o forno** a 220°C. Forre uma assadeira grande com papel-manteiga. Ponha o salmão por cima. Misture o shoyu e o mel em uma tigela pequena e regue os filés. Asse descoberto por 8-10 minutos. Retire do forno, cubra com papel-alumínio e mantenha aquecido.

3 **Aqueça** o restante do azeite em uma frigideira, em fogo médio. Refogue os vegetais por 2 minutos, depois tampe e cozinhe em fogo baixo por 5 minutos, ou até que fiquem crocantes e macios. Misture os vegetais com o arroz cozido.

4 **Sirva em uma travessa**, com os filés de salmão por cima. Salpique sementes de gergelim.

informações nutricionais (1 filé de salmão com arroz): 390 calorias; 90 calorias provenientes de gorduras; 10 g de gorduras totais; 1,5 g de gorduras saturadas; 45 mg de colesterol; 340 mg de sódio; 52 g de carboidratos; 3 g de fibras; 24 g de proteínas.

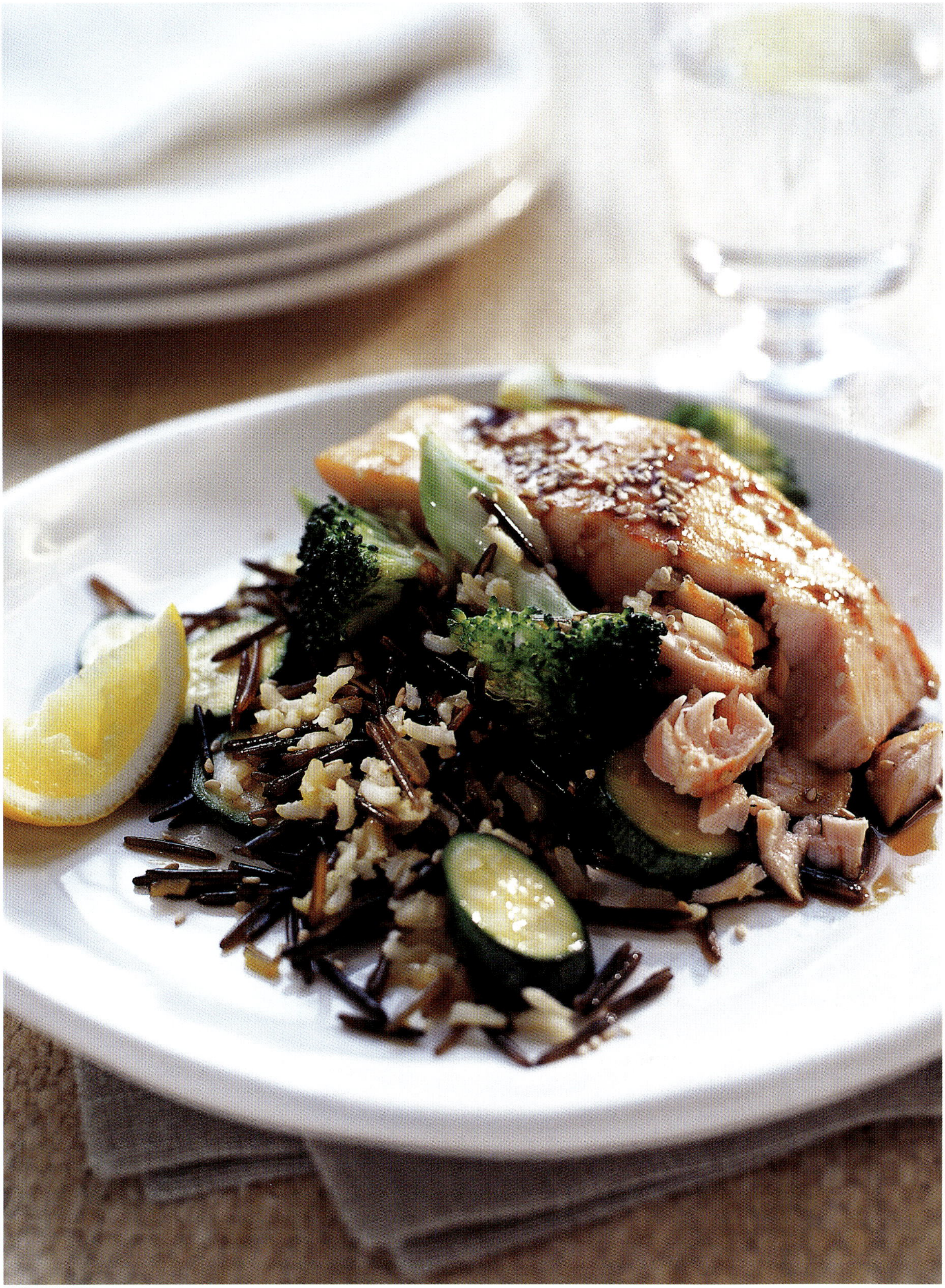

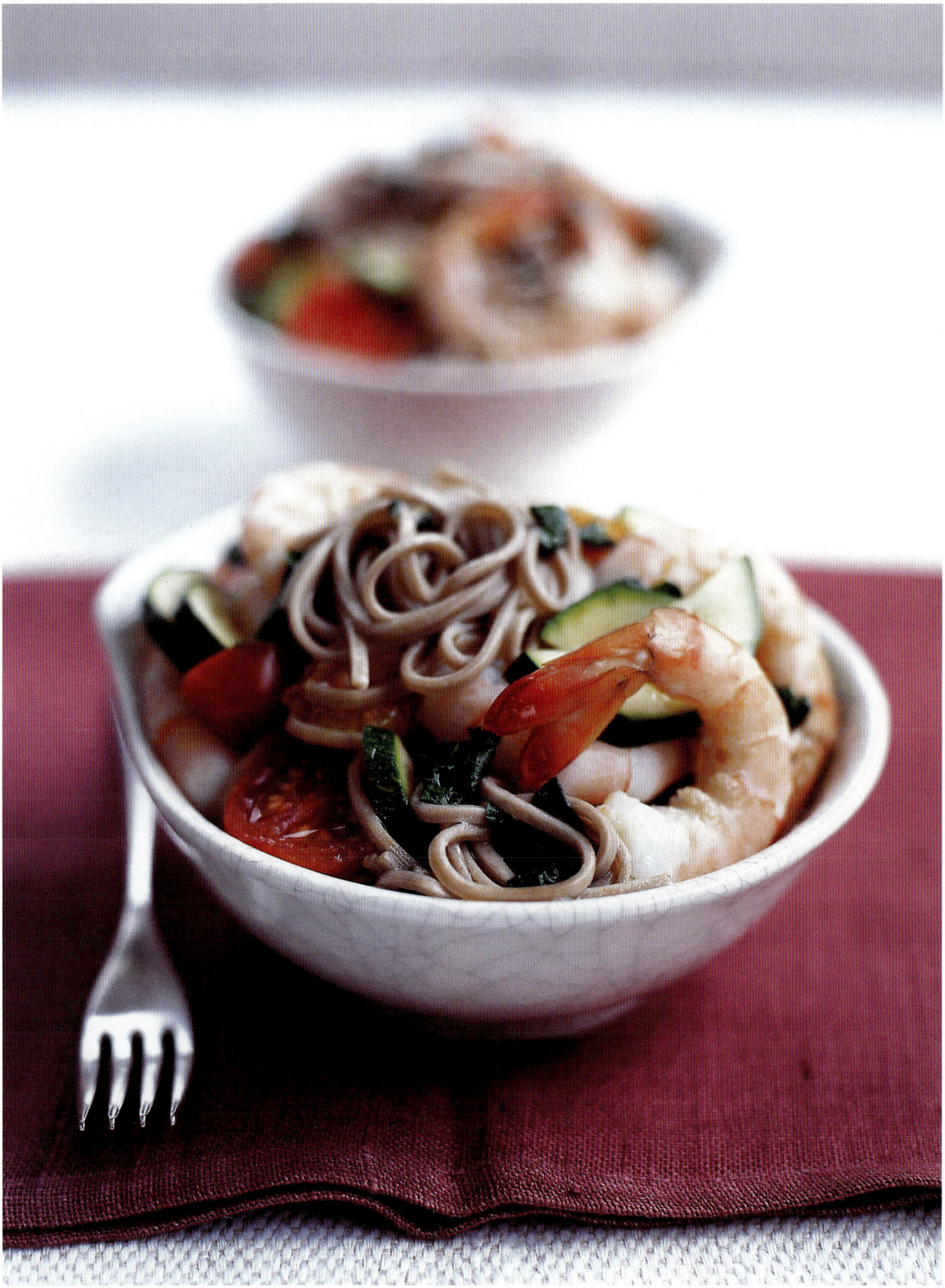

yakissoba de camarão

rendimento: 5 porções

ingredientes

340 g de macarrão soba

2 colheres (sopa) de azeite extravirgem

4 dentes de alho grandes bem picados

175 ml de caldo de legumes ou galinha light

450 g de camarões pré-cozidos grandes e limpos

20 tomates-cerejas cortados ao meio

2 abobrinhas médias cortadas no sentido do comprimento em fatias bem finas

30 g de manjericão picado

25 g de queijo parmesão italiano ralado (opcional)

grãos alternativos

O udon, o linguine ou o fettuccine integrais fazem este prato se transformar a cada vez que é preparado. Você também pode variar os legumes.

Alternativa muito mais interessante do que o yakissoba tradicional, esta receita simples, que combina influências das culinárias italiana e japonesa, é rica em folato e vitaminas A, C e K, além de potássio e fibras.

1 **Cozinhe o macarrão** em uma panela grande com água fervente por 4-5 minutos, ou até que a massa fique *al dente*.

2 **Aqueça o azeite** em uma frigideira grande, em fogo médio/alto, acrescente o alho e refogue por 1 minuto. Coloque o caldo, os camarões cozidos, os tomates, a abobrinha e o manjericão. Cozinhe por 4-5 minutos, ou até que a abobrinha fique macia e os camarões aqueçam bem.

3 **Escorra a massa** e coloque-a de volta na panela. Acrescente a mistura de camarão e vegetais e misture. Tempere com sal a gosto.

4 **Transfira a mistura** para uma tigela e salpique com queijo, se desejar.

informações nutricionais por porção: 270 calorias; 50 calorias provenientes de gorduras; 6 g de gorduras totais; 1,5 g de gorduras saturadas; 55 mg de colesterol; 500 mg de sódio; 41 g de carboidratos; 1 g de fibras; 16 g de proteínas.

ensopado marroquino de frango com amaranto

rendimento: 7 porções

ingredientes

2 colheres (chá) de azeite extravirgem

4 filés de peito (ou coxa de frango) desossados e sem pele (cerca de 115 g cada)

1 cebola cortada em cubos

750 ml de caldo de galinha light

170 g de grão-de-bico cozido sem sal

240 ml de tomates em lata amassados

3 colheres (sopa) de suco de limão

1 colher (chá) de canela em pó

½ colher (chá) de cominho em pó

½ colher (chá) de alho em pó

170 g de amaranto

30 g de amêndoas em flocos torradas

grãos alternativos

O teff possui textura similar e acrescenta uma doçura parecida à do melaço a este ensopado saboroso e encorpado.

A textura cremosa do amaranto complementa os temperos deste ensopado. São muitos benefícios – uma única porção fornece 80% das necessidades diárias de ferro, 50% das necessidades de proteínas e 25% das necessidades de potássio.

1 **Aqueça o azeite** em uma panela grande, em fogo médio/alto. Acrescente o frango e cozinhe por 5 minutos, até que ele fique dourado mas não totalmente cozido. Tire os filés do fogo e coloque-os em um prato.

2 **Acrescente a cebola** à panela e refogue por 5 minutos. Coloque o caldo, o grão-de-bico, os tomates, o suco de limão, a canela, o cominho e o alho em pó. Ferva em fogo alto. Adicione o amaranto e o frango e misture.

3 **Diminua o fogo** para baixo e tampe. Cozinhe por 25 minutos ou até que o frango esteja cozido. Retire do fogo e reserve, tampado, por 10 minutos.

4 **Sirva em tigelas** e salpique as amêndoas.

informações nutricionais por porção 380 calorias; 160 calorias provenientes de gorduras; 17 g de gorduras totais; 4 g de gorduras saturadas; 60 mg de colesterol; 320 mg de sódio; 32 g de carboidratos; 4 g de fibras; 25 g de proteínas.

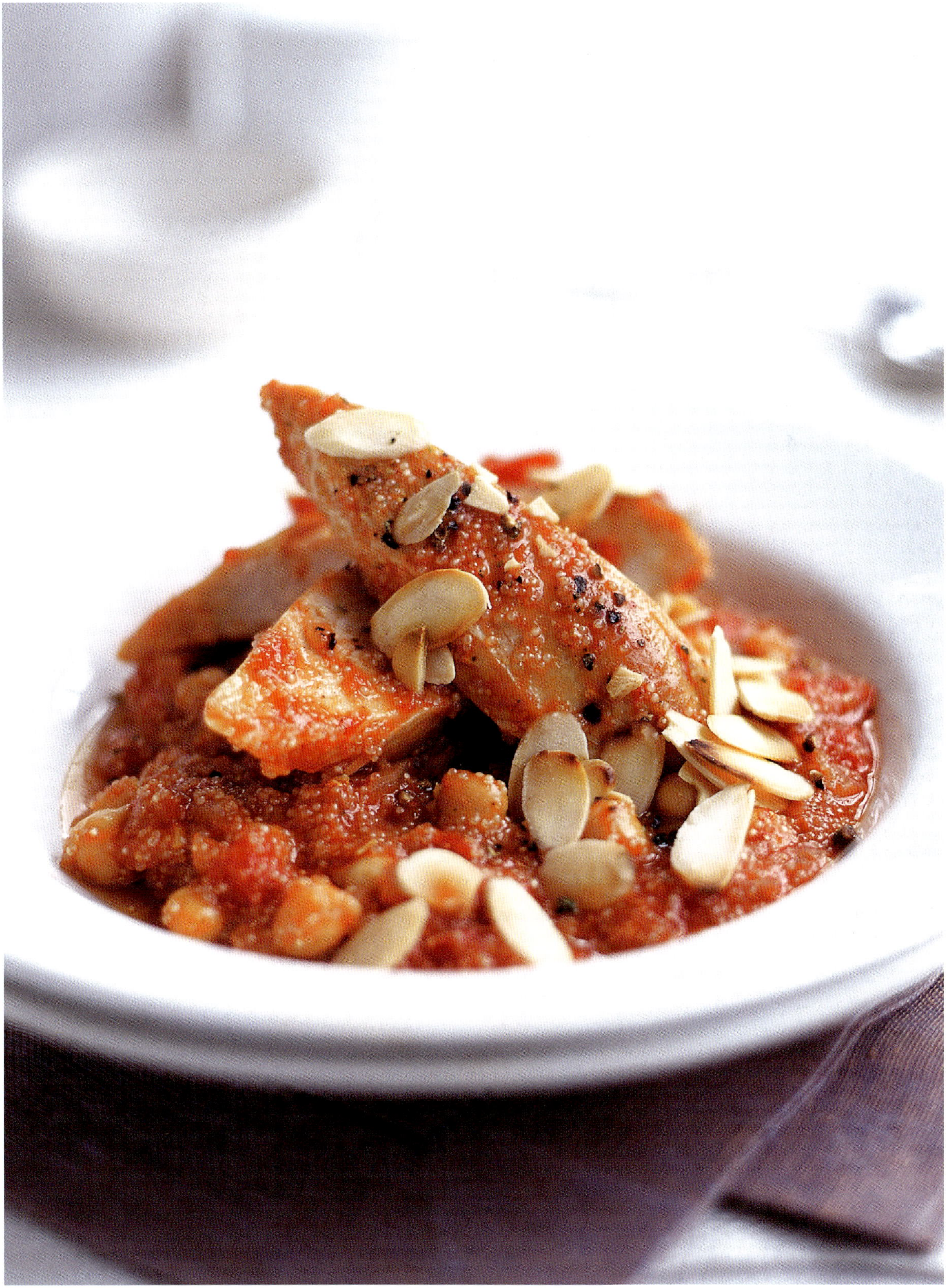

feijão com espelta

rendimento: 6 porções

ingredientes

300 g de feijão-carioquinha (deixar de molho na geladeira durante a noite)

1,4 litro de caldo de legumes ou galinha light

100 g de presunto defumado picado

1 cebola grande picada

1 pimentão verde grande picado

30 g de salsinha picada

4 dentes de alho grandes bem picados

1 folha de louro

molho de pimenta a gosto

55 g de espelta

15 g de cebolinha fresca bem picada

grãos alternativos

Este prato também fica delicioso quando feito com arroz integral.

A espelta e o feijão, nesta receita de inspiração créole *(culinária da Louisiana, nos EUA), são ricos em proteínas e contêm pouca gordura. Se você nunca experimentou espelta, as sementes cozidas possuem um sabor adocidado de nozes e uma textura parecida com a do arroz. Para uma refeição deliciosa, sirva com pimentões no vapor ou outros legumes.*

1 **Acrescente o feijão**, o caldo, o presunto, a cebola, o pimentão, metade da salsinha, o alho, o louro e o molho de pimenta aquecido em uma panela grande. Coloque em fogo médio e mexa. Cozinhe destampado por 1 hora, mexendo de vez em quando. Tampe e cozinhe por mais 30 minutos, até que o feijão amacie e o líquido tenha sido absorvido. Retire a folha de louro. Se necessário, acrescente sal a gosto.

2 **Ferva a espelta** em 900 ml de água em uma caçarola média, em fogo alto. Diminua o fogo para médio/baixo e tampe. Cozinhe por 1 hora e meia ou até que os grãos fiquem macios. Retire do fogo e reserve, tampado, por 10 minutos.

3 **Sirva o feijão** por cima da espelta. Salpique a cebolinha e o restante da salsinha por cima.

informações nutricionais por porção: 340 calorias; 25 calorias provenientes de gorduras; 3 g de gorduras totais; 1 g de gorduras saturadas; 55 mg de colesterol; 320 mg de sódio; 55 g de carboidratos; 15 g de fibras; 25 g de proteínas.

bolo vegetariano de tomate

rendimento: 4 porções

ingredientes

340 g de proteína de soja granulada

1 cebola roxa média ralada

1 ovo grande levemente batido

1 gema grande levemente batida

25 g de aveia em flocos

6 colheres (sopa) de ketchup

2 colheres (chá) de mostarda escura picante

1 colher (chá) de folhas de tomilho fresco picadas, mais alguns ramos para guarnecer, se desejar

alho em pó a gosto

½ colher (chá) de pimenta-do-reino moída na hora

1 pitada de canela em pó (opcional)

grãos alternativos

O amaranto cozido e o teff são boas opções para substituir a aveia nesta receita.

Esta receita é uma variação incrível do bolo de carne tradicional – ela simplesmente não leva carne. Saboroso e rico em nutrientes, este bolo de vegetais é fonte de vitaminas do complexo B, principalmente B12, além de zinco e ferro.

1 **Preaqueça o forno** a 200°C. Misture a proteína de soja, a cebola, o ovo e a gema, a aveia, 4 colheres (sopa) de ketchup, a mostarda, o tomilho, o alho em pó, a pimenta e, se desejar, canela.

2 **Em uma assadeira** antiaderente de 22 x 33 cm, modele a mistura em formato de pão, com cerca de 17 x 11 cm. Passe o restante do ketchup sobre a massa.

3 **Asse por 40 minutos**, ou até que esteja cozido. (Nota: diferentemente do bolo de carne tradicional, este permanece úmido depois de cozido.) Reserve por 10 minutos antes de cortar.

4 **Corte em 4 fatias**. Se desejar, enfeite com os ramos do tomilho.

informações nutricionais (1 fatia): 180 calorias; 15 calorias provenientes de gorduras; 2 g de gorduras totais; 0 g de gorduras saturadas; 55 mg de colesterol; 730 mg de sódio; 20 g de carboidratos; 6 g de fibras; 20 g de proteínas.

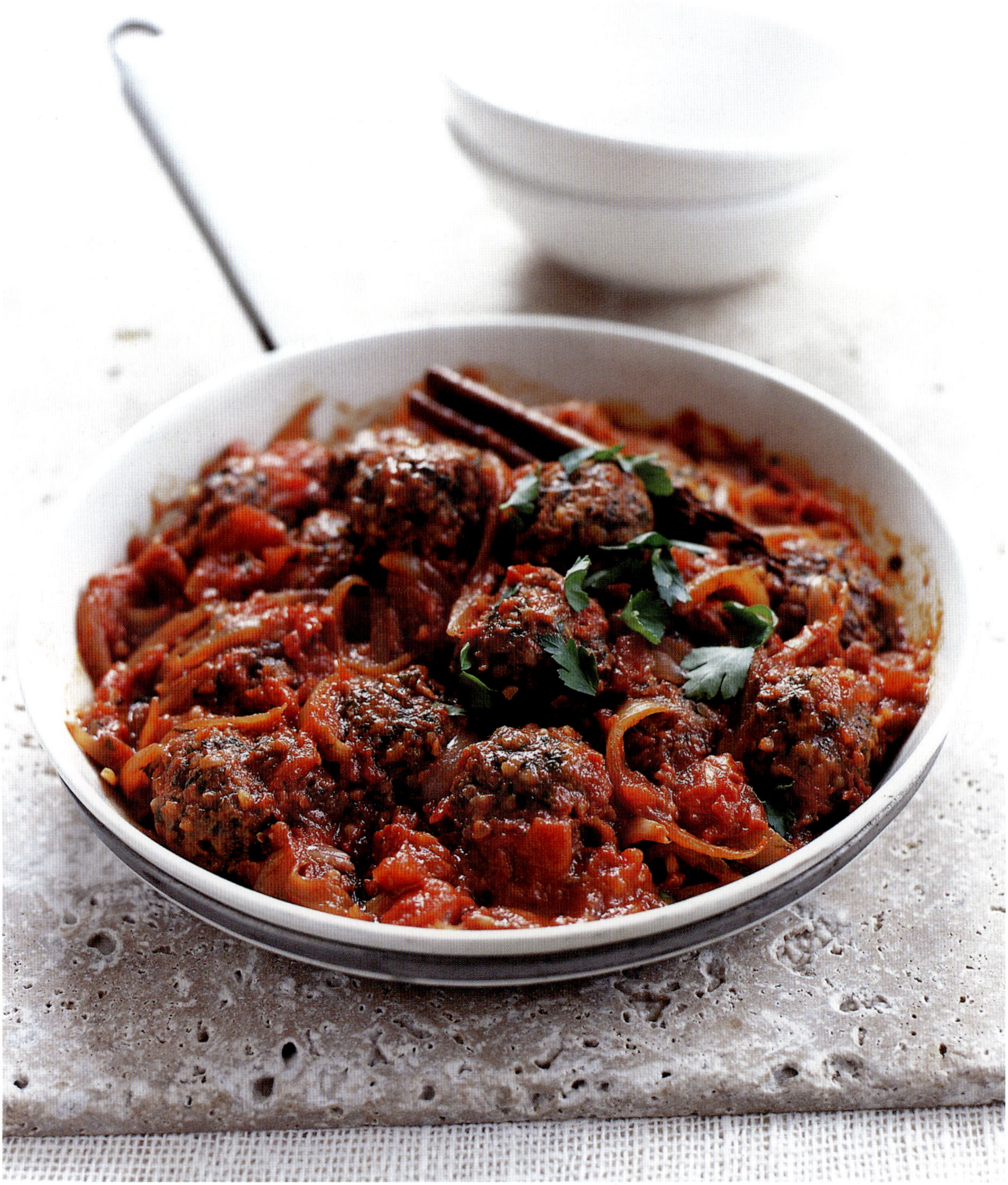

almôndegas à moda árabe

rendimento: 6 porções (18 almôndegas)

ingredientes

450 g de carne bovina ou de carneiro magra, cortada em pedaços

45 g de salsinha fresca picada, mais um pouco para guarnecer, se desejar

15 g de hortelã fresca picada

70 g de trigo para quibe

4 dentes de alho grandes bem picados

1 pitada de sal marinho

1 pitada de pimenta-do-reino moída na hora

1 colher (sopa) de azeite extravirgem

1 cebola grande em fatias finas

125 ml de vinho tinto seco

1 lata (360 ml) de tomates orgânicos pelados cortados em cubo (com o caldo)

1 pau de canela

grãos alternativos

Experimente a aveia em flocos em lugar do trigo para quibe. Use peru moído, para diminuir a quantidade de gorduras.

Aumente a quantidade de nutrientes de suas almôndegas tradicionais adicionando o trigo para quibe, ingrediente fundamental da culinária árabe. Estas almôndegas são tão deliciosas que podem ser servidas sem acompanhamento, ou com uma massa integral.

1 **Misture a carne**, a salsinha, a hortelã, o trigo para quibe, metade do alho picado, 4 colheres (sopa) de água, sal e pimenta em uma tigela grande.

2 **Faça** 18 almôndegas, com cerca de 2 colheres (sopa) para cada uma. Coloque em um prato, cubra e leve à geladeira.

3 **Aqueça o azeite** em uma frigideira grande, em fogo médio. Refogue a cebola por 5 minutos. Acrescente o restante do alho e refogue por 30 segundos. Regue com o vinho e cozinhe por 1 minuto. Adicione os tomates e o pau de canela.

4 **Coloque as almôndegas** na frigideira. Acrescente 120 ml de água, ferva, depois diminua o fogo para médio/baixo. Tampe e cozinhe por 20 minutos. Vire as almôndegas e continue a cozinhar, destampado, por mais 10 minutos, ou até que o molho fique encorpado. Retire o pau de canela.

informações nutricionais por porção (3 almôndegas): 260 calorias; 90 calorias provenientes de gorduras; 10 g de gorduras totais; 3 g de gorduras saturadas; 50 mg de colesterol; 330 mg de sódio; 16 g de carboidratos; 3 g de fibras; 24 g de proteínas.

pizza integral de espinafre e queijo de cabra

rendimento: 6 porções

ingredientes

1 sachê de fermento em pó

550 g de farinha de trigo integral, mais um pouco para abrir a massa

azeite para untar

1½ colher (sopa) de azeite extravirgem

1 pitada de sal marinho

90 g de miniespinafre

1 colher (sopa) de suco de limão

115 g de queijo de cabra light em pedaços

2 colheres (sopa) de manjericão fresco picado

1 pitada de pimenta-do-reino moída na hora

alho em pó a gosto

grãos alternativos

Experimente usar farinha de kamut para uma massa com sabor amanteigado.

Além de delicioso, este prato é rico em vitaminas e minerais. A melhor parte da pizza, porém, é a massa, que possui um sabor marcante, que lembra nozes, e muita fibra. Experimente colocar outros vegetais no recheio, como rúcula ou brócolis.

1 **Misture o fermento** com 315 ml de água quente em uma tigela média. Reserve por 10 minutos, ou até que o fermento se dissolva. Coloque a farinha em uma tigela grande. Faça um buraco no centro e despeje a mistura com o fermento. Mexa vigorosamente com uma colher, até que amacie. Coloque a massa em uma superfície polvilhada com farinha. Amasse com as mãos por 8 minutos, ou até ficar macio e levemente elástico. Acrescente ½ colher (sopa) de azeite e misture. Coloque a massa em uma tigela grande. Cubra bem com filme de PVC e deixe crescer por 1 hora e meia.

2 **Preaqueça o forno** a 240°C. Unte uma assadeira de pizza ou uma assadeira antiaderente redonda e grande com o azeite. Acrescente sal à massa, amasse e forme uma bola. Pressione a bola e abra a massa na forma de um disco com 35 cm de diâmetro.

3 **Misture o espinafre**, o restante do azeite e o suco de limão em uma tigela média. Espalhe o espinafre e o queijo de cabra sobre a massa. Asse por 10 minutos ou até que a pizza fique dourada e crocante.

4 **Retire do forno**. Salpique o manjericão, a pimenta e o alho em pó.

informações nutricionais (1 fatia): 330 calorias; 70 calorias provenientes de gorduras; 8 g de gorduras totais; 2 g de gorduras saturadas; 5 mg de colesterol; 200 mg de sódio; 53 g de carboidratos; 9 g de fibras; 12 g de proteínas.

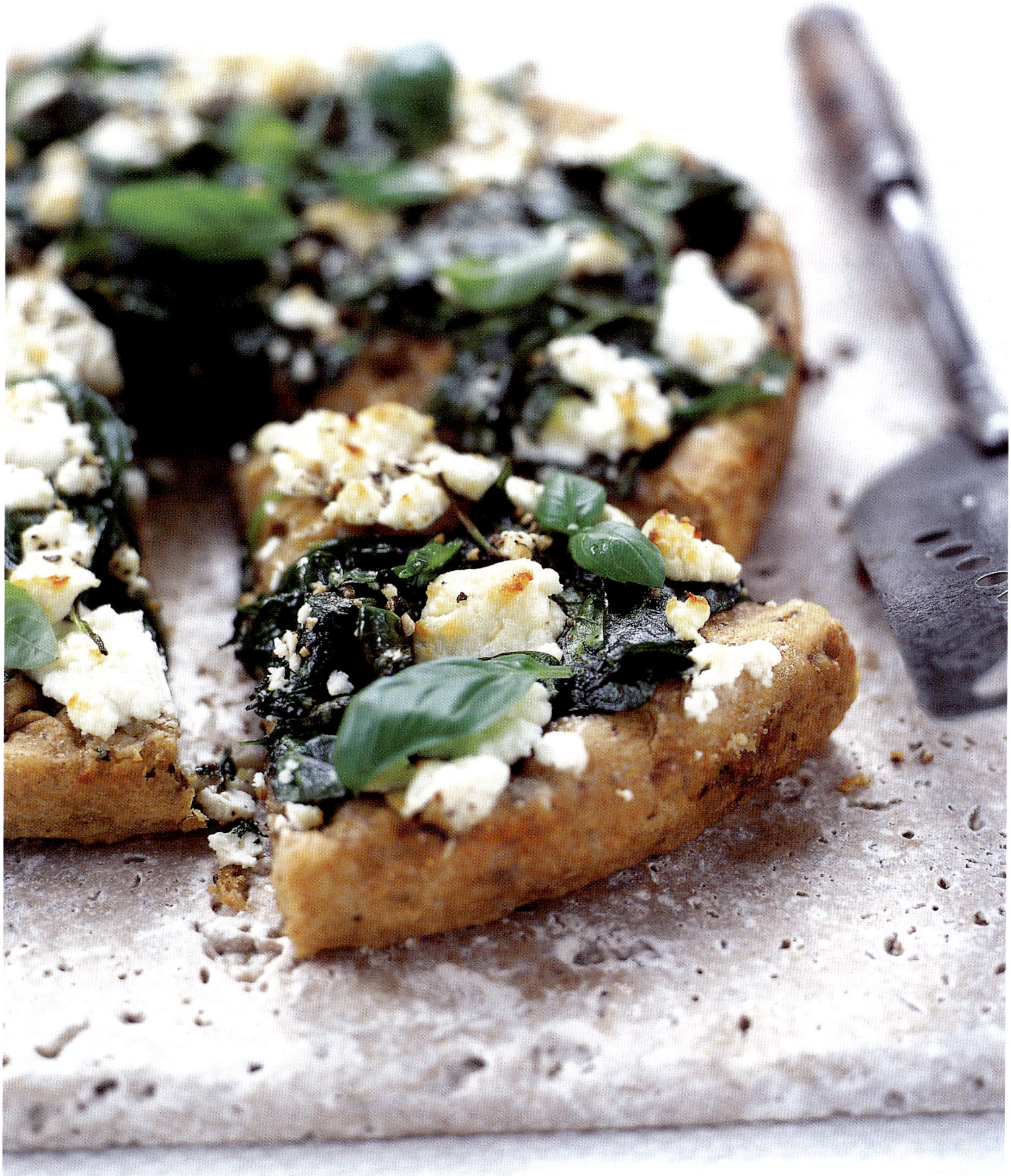

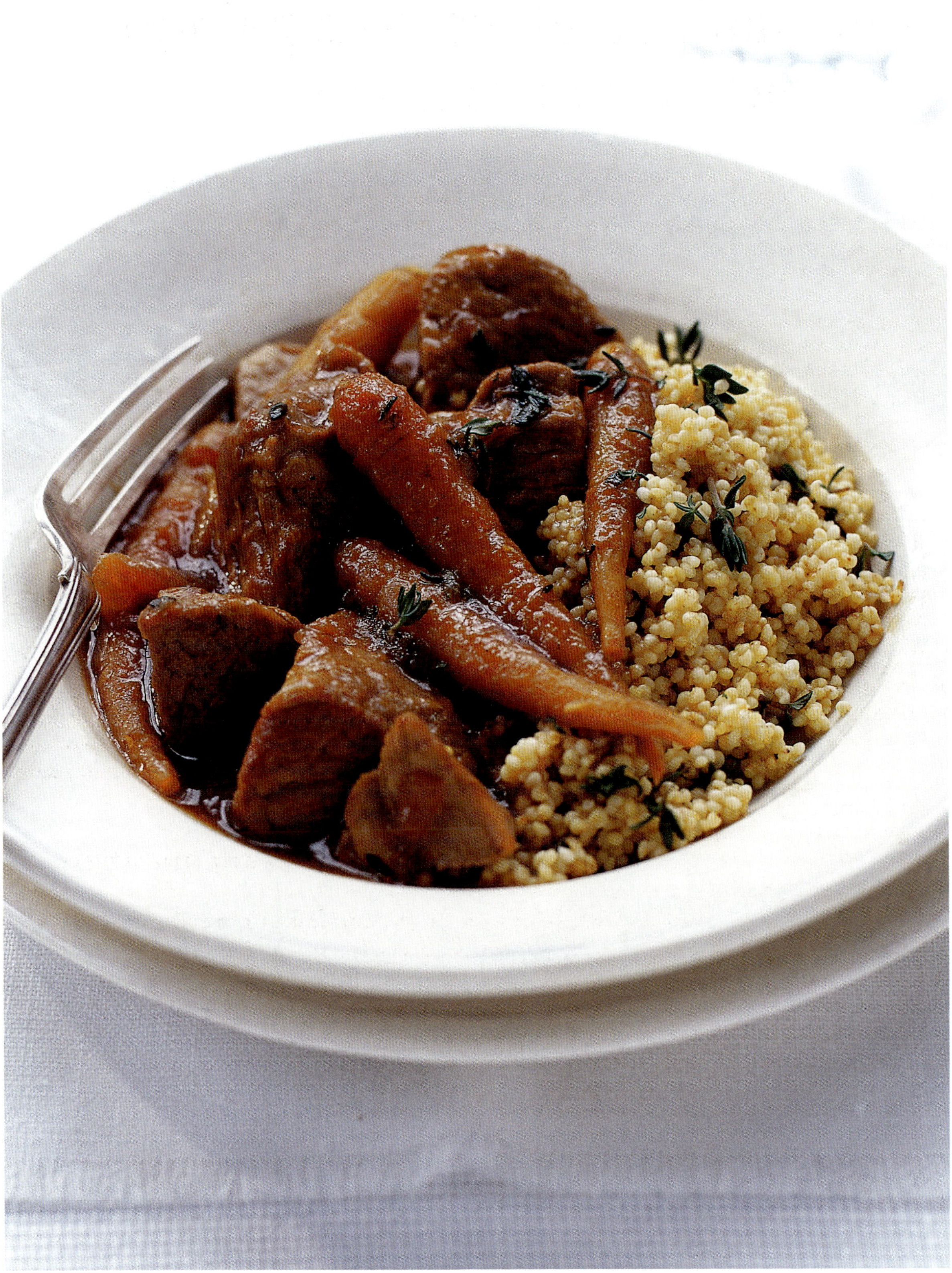

ensopado de vitela com painço, minicenouras e tomilho

rendimento: 4 porções

ingredientes

1½ colher (sopa) de azeite extravirgem

680 g de carne de vitela para ensopado cortada em cubos

1 cebola roxa cortada em cubos grandes

½ colher (chá) de pimenta-do-reino moída na hora

475 ml de caldo de carne light

1 colher (sopa) de folhas de tomilho bem picadas

450 g de minicenouras

100 g de painço

315 ml de caldo de carne, frango ou legumes light

grãos alternativos

O amaranto, a quinua e o trigo para quibe são alternativas ideais para substituir o painço neste ensopado.

Esta é uma das receitas de ensopado mais fáceis de fazer, além de ser rica em proteínas, vitaminas do complexo B e minerais. A quantidade de cenoura presente nela fornece 500% das necessidades diárias de vitamina A.

1 **Preaqueça o forno** a 180°C. Aqueça o azeite em uma caçarola ou panela grande que possa ir ao forno, em fogo médio. Acrescente a vitela, as cebolas e a pimenta. Refogue por 7 minutos; ou até que a vitela esteja cozida.

2 **Misture o caldo de carne** com 2 colheres (chá) de tomilho e cozinhe em fogo brando. Tampe e leve ao forno por 30 minutos. Acrescente as cenouras e mexa. Cubra a caçarola e asse por mais 1 hora e meia, ou até que a vitela esteja macia.

3 **Coloque o painço** em uma caçarola pequena e mexa em fogo médio/alto por 3 minutos, ou até que os grãos fiquem levemente dourados. Adicione o caldo e ferva. Diminua o fogo para médio/baixo e tampe. Cozinhe por 18 minutos ou até que o painço esteja macio e o líquido tenha sido quase totalmente absorvido. Retire do fogo, acrescente o tomilho restante e mexa. Reserve, tampado, por 5 minutos.

4 **Para servir**, cubra o painço com o ensopado em quatro pratos fundos.

informações nutricionais por porção: 370 calorias; 90 calorias provenientes de gorduras; 9 g de gorduras totais; 2,5 g de gorduras saturadas; 90 mg de colesterol; 390 mg de sódio; 41 g de carboidratos; 4 g de fibras; 28 g de proteínas.

risoto de cevadinha com tomate e queijo feta

rendimento: 6 porções

ingredientes

85 g de cevadinha

2 colheres (sopa) de azeite extravirgem

45 g de cebolas picadas

125 ml de vinho tinto seco

475 ml de caldo de legumes ou galinha light

1 colher (chá) de margarina ou de manteiga sem sal

sal marinho a gosto

pimenta-do-reino moída na hora

1 tomate grande maduro cortado em cubos com as sementes

25 g de queijo feta em pedaços

15 g de manjericão fresco bem picado (opcional)

grãos alternativos

Para variar a receita, experimente o farro, uma espécie de trigo que conquistou grande reconhecimento culinário na Itália. Este grão tem textura similar à da cevadinha, mas fique atento ao tempo de cozimento.

Experimente esta deliciosa e nutritiva variação mediterrânea do risoto tradicional, extremamente rica em fibras, vitaminas e minerais essenciais. Para uma refeição simples e saborosa, sirva com o Ensopado de vitela com painço, minicenouras e tomilho (ver pp. 128-9).

1 **Ferva a cevadinha**, 1 colher (sopa) de azeite e 360 ml de água em uma caçarola grande, em fogo alto; diminua o fogo para médio/baixo e tampe. Cozinhe por 55 minutos, ou até que a cevadinha fique macia. Escorra.

2 **Aqueça o restante do azeite** em uma caçarola média, em fogo médio. Acrescente as cebolas e refogue por 1 minuto. Ponha a cevadinha e o vinho. Cozinhe por 3 minutos, ou até que quase todo o líquido evapore, mexendo freqüentemente.

3 **Aumente o fogo** para médio/alto. Acrescente 240 ml de caldo e cozinhe mexendo sem parar por 5 minutos, ou até que o líquido seja absorvido. Ponha o restante do caldo e cozinhe, continuando a mexer por 5 minutos, ou até que o líquido seja absorvido.

4 **Retire do fogo** e misture a margarina ou manteiga. Acrescente sal e pimenta a gosto. Coloque os tomates. Cubra com o queijo feta. Se desejar, enfeite com manjericão picado.

informações nutricionais por porção: 170 calorias; 70 calorias provenientes de gorduras; 8 g de gorduras totais; 2 g de gorduras saturadas; 15 mg de colesterol; 240 mg de sódio; 19 g de carboidratos; 3 g de fibras; 6 g de proteínas.

purê de painço (falso purê de batatas)

rendimento: 10 porções

ingredientes

2 colheres (chá) de margarina ou manteiga sem sal

1 colher (chá) de óleo de canola

buquês de um maço de couve-flor picados

200 g de painço

4 dentes de alho grandes descascados

sal marinho a gosto

15 g de cebolinha fatiada

grãos alternativos

Usar o amaranto nesta receita resultará em uma consistência mais cremosa.

Surpreenda os seus convidados com esta versão moderna de um acompanhamento clássico. O purê de painço lembra o purê de batatas e sacia tanto quanto, mas possui sabor e textura únicos – sem contar que é muito mais saudável do que a receita que o inspirou.

1 **Coloque a margarina** ou manteiga e o óleo em uma caçarola grande, em fogo médio/alto. Assim que derreter, acrescente a couve-flor e refogue por 3 minutos. Ponha o painço e refogue por mais 3 minutos, ou até que fique levemente dourado.

2 **Adicione lentamente** 1,7 litro de água, o alho, o sal e ferva em fogo alto. Tampe, diminua o fogo e cozinhe por 1 hora, ou até o líquido secar.

3 **Despeje a mistura** em uma tigela e passe através de um espremedor de batatas.

4 **Misture as cebolinhas** ou espalhe-as por cima.

informações nutricionais por porção: 150 calorias; 25 calorias provenientes de gorduras; 2,5 g de gorduras totais; 1 g de gorduras saturadas; 0 mg de colesterol; 260 mg de sódio; 27 g de carboidratos; 5 g de fibras; 5 g de proteínas.

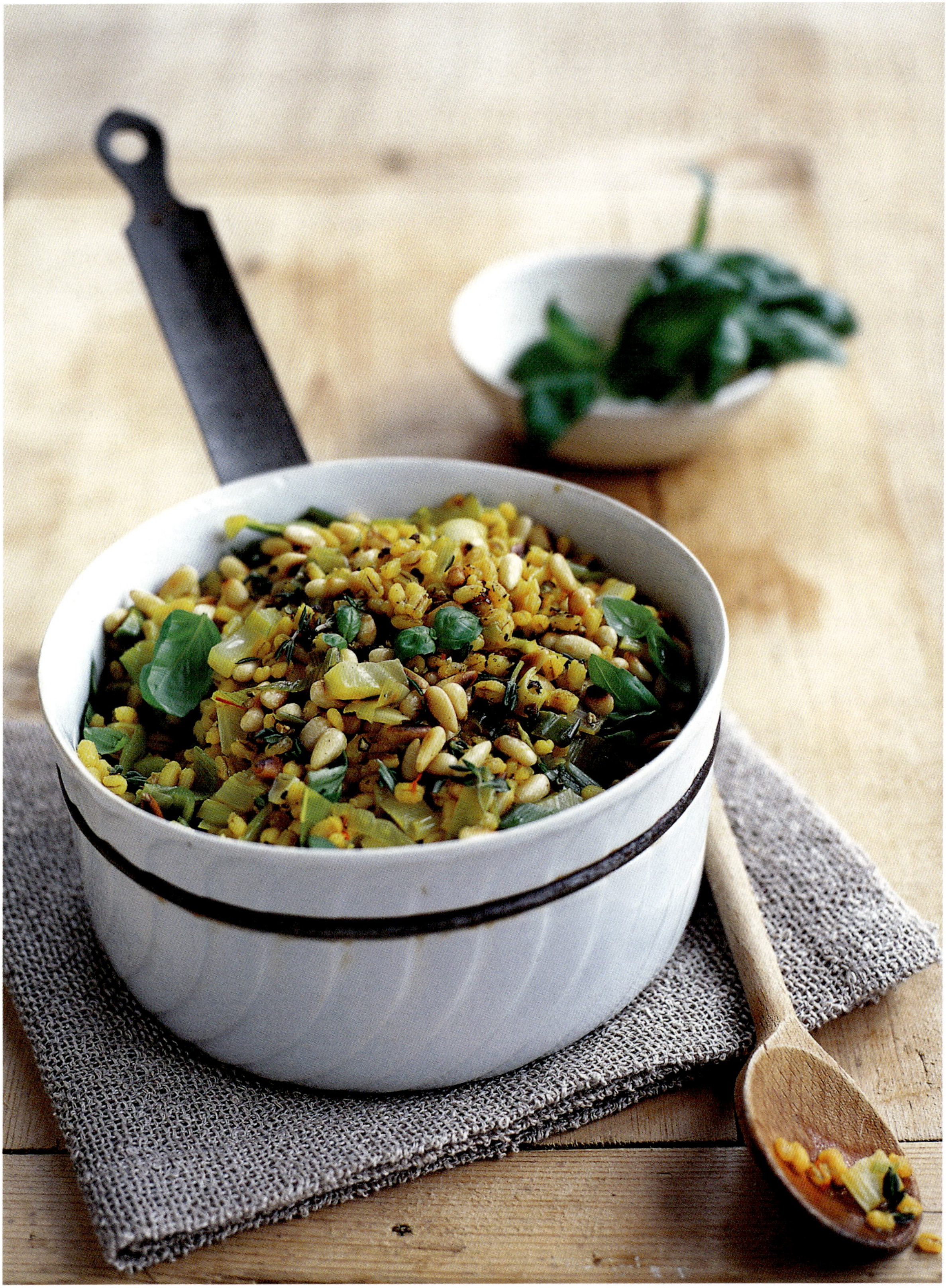

cevadinha com alho-poró e erva-doce

rendimento: 6 porções

ingredientes

1 colher (sopa) de óleo de canola

2 alhos-porós picados (apenas as partes branca e verde-clara)

1 bulbo de erva-doce bem picado

280 g de cevadinha

1 litro de caldo de frango light

um pouco de açafrão

25 g de parmesão ralado

30 g de manjericão fresco picado

1 colher (chá) de folhas de tomilho picadas

pimenta-do-reino moída na hora a gosto

3 colheres (sopa) de pinholes torrados

grãos alternativos

Uma massa integral pequena ficará ótima no lugar da cevadinha. Porém, não se esqueça de ajustar o tempo de cozimento e a quantidade de caldo.

Esta receita de cevadinha é saudável e fácil de preparar. O tempero especial do açafrão confere ao prato um aroma próprio. E, se você está querendo aumentar o seu consumo de fibras, especialmente de fibras solúveis, esta receita foi feita para você.

1 **Despeje o óleo** em uma caçarola grande, em fogo médio. Refogue o alho-poró e a erva-doce por 8 minutos, ou até ficarem macios.

2 **Acrescente a cevadinha**, o caldo e o açafrão, misture e ferva em fogo alto. Diminua o fogo para médio/baixo, tampe e cozinhe por 1 hora e meia, ou até que a cevadinha fique macia.

3 **Adicione o queijo**, três quartos do manjericão, o tomilho e misture. Tempere com pimenta a gosto.

4 **Sirva**. Cubra com o restante de manjericão e salpique os pinholes por cima.

informações nutricionais por porção: 300 calorias; 80 calorias provenientes de gorduras; 8 g de gorduras totais; 1,5 g de gorduras saturadas; 20 mg de colesterol; 180 mg de sódio; 47 g de carboidratos; 10 g de fibras; 12 g de proteínas.

pilaf cítrico de espelta com pistaches

rendimento: 4 porções

ingredientes

1 colher (chá) de azeite extravirgem

1 colher (chá) de margarina ou manteiga sem sal

2 cebolas grandes bem picadas

55 g de espelta

45 g de pistaches com casca sem sal e picados, mais um pouco para enfeitar

240 ml de caldo de frango light

4 colheres (sopa) de suco de laranja fresco

3 colheres (sopa) de suco de limão

sal marinho a gosto

pimenta-branca a gosto

grãos alternativos

Você apreciará a textura crocante dos pistaches neste pilaf, principalmente se usar um grão que fique mais macio quando cozido, como o arroz integral de grão longo. O tempo de cozimento e a quantidade dos líquidos precisarão ser ajustados.

Este é um pilaf com sabor cítrico marcante. Os pistaches complementam o gosto de nozes da espelta, criando um prato que, além de delicioso, é rico em vitamina C e riboflavina, perfeito para quando você precisar de uma dose extra de energia. Sirva com frango grelhado ou frutos do mar.

1 **Aqueça o azeite** e a manteiga ou margarina em uma caçarola grande, em fogo médio. Assim que derreter, acrescente as cebolas e refogue por 2 minutos. Acrescente a espelta e metade dos pistaches e refogue por mais 1 minuto.

2 **Aumente o fogo** para alto e acrescente lentamente 360 ml de água, o caldo, o suco de laranja e o suco de limão; ferva.

3 **Diminua o fogo** para médio/baixo. Cubra e cozinhe por 1 hora e 15 minutos, ou até que o líquido seja absorvido e os grãos fiquem entre macios e *al dente*. Retire do fogo. Reserve tampado por 10 minutos.

4 **Tempere com sal** e pimenta a gosto. Enfeite com alguns pistaches.

informações nutricionais por porção: 190 calorias; 60 calorias provenientes de gorduras; 6 g de gorduras totais; 1 g de gorduras saturadas; 5 mg de colesterol; 290 mg de sódio; 32 g de carboidratos; 1 g de fibras; 7 g de proteínas.

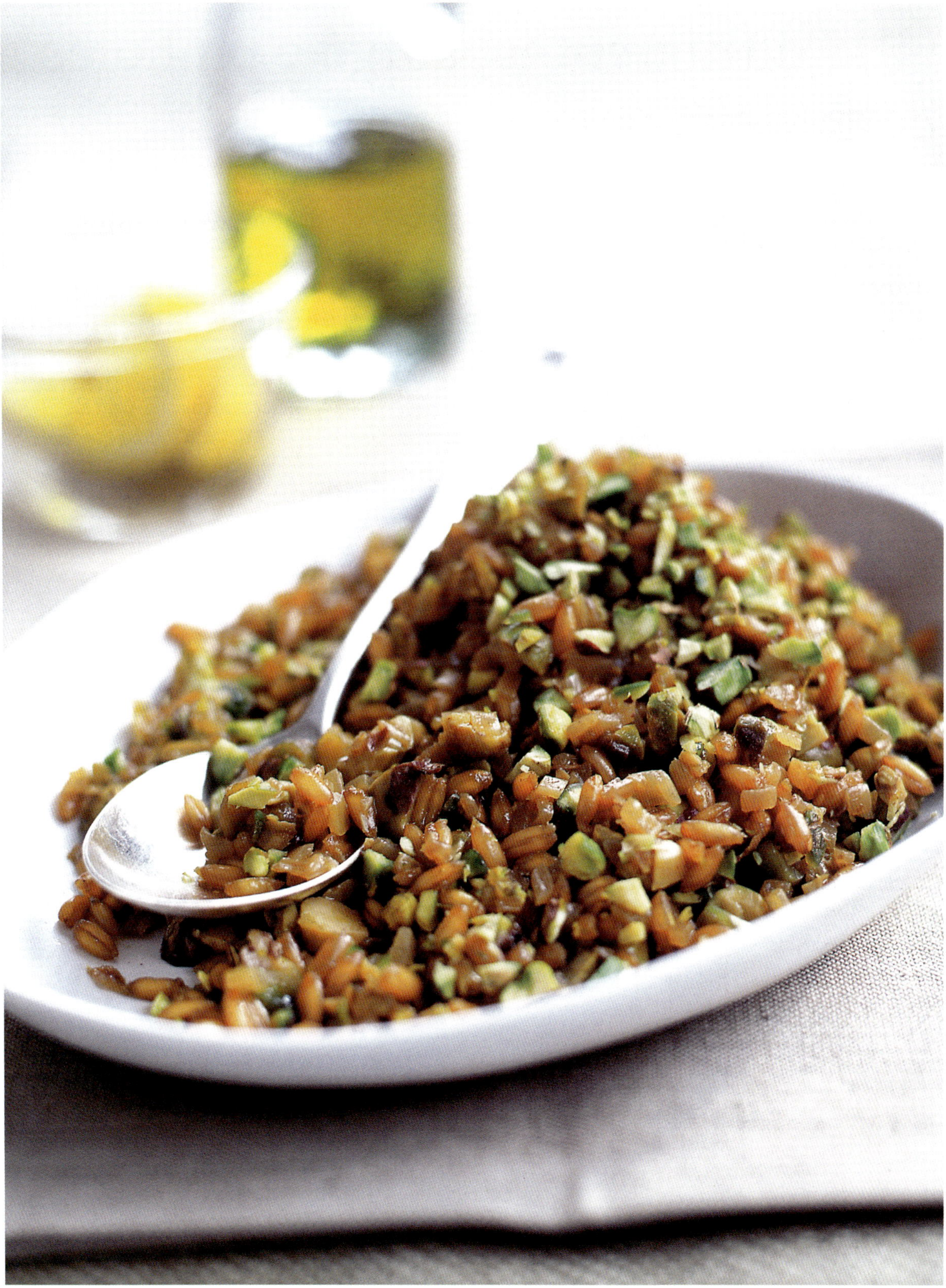

pilaf de pimentão, sorgo e pinholes

rendimento: 6 porções

ingredientes

250 g de sorgo

1 colher (sopa) de azeite extravirgem

1 cebola roxa pequena bem picada

120 ml de caldo de legumes ou galinha light

2 colheres (sopa) de suco de limão

1 pimentão grande, vermelho ou amarelo, cortado em cubos

15 g de manjericão fresco picado

2 colheres (sopa) de cebolinha fresca picada

30 g de pinholes torrados

sal marinho a gosto

pimenta-do-reino moída na hora a gosto

grãos alternativos

Use quinua se tiver dificuldade em encontrar o sorgo.

Este acompanhamento colorido e fácil de preparar é altamente nutritivo e rico em vitamina C, e pode ser servido quente ou frio. Procure por sorgo em lojas de produtos naturais que trabalhem com produtos africanos e indianos ou experimente preparar este pilaf com outro tipo de grão.

1 **Ferva o sorgo** em 600 ml de água em uma caçarola média, em fogo alto; diminua o fogo para médio e tampe. Cozinhe por 12 minutos, ou até que os grãos fiquem macios. Retire do fogo e reserve tampado por 5 minutos.

2 **Disponha o azeite** em uma frigideira antiaderente grande, em fogo médio, e refogue a cebola por 5 minutos, ou até que fique macia.

3 **Acrescente o caldo,** o suco de limão e o pimentão. Continue a cozinhar por mais 5 minutos. (Nota: parte do líquido não secará.)

4 **Adicione o sorgo cozido** e mexa. Assim que o grão estiver quente e a mistura homogênea, retire do fogo.

5 **Tempere com o manjericão,** a cebolinha, sal e pimenta. Salpique os pinholes.

informações nutricionais por porção: 220 calorias; 60 calorias provenientes de gorduras; 7 g de gorduras totais; 0,5 g de gorduras saturadas; 0 mg de colesterol; 240 mg de sódio; 35 g de carboidratos; 2 g de fibras; 5 g de proteínas.

couve com quinua e gergelim ao molho de alho e gengibre

rendimento: 6 porções

ingredientes

475 ml de caldo de legumes ou de galinha light

140 g de quinua

1 pé de couve grande fatiado finamente (descarte os talos grossos)

1 colher (sopa) de gengibre fresco ralado

1 dente de alho grande bem picado

1 colher (sopa) de óleo de gergelim

1 colher (sopa) de vinagre de arroz

1 colher (sopa) de mel de laranjeira

1½ colher (chá) de shoyu light

1 colher (sopa) de sementes de gergelim torradas

grãos alternativos

No lugar da quinua, experimente o arroz integral ou o arroz selvagem. O tempo de cozimento pode variar, conforme o grão escolhido.

Este acompanhamento, temperado com os sabores marcantes do alho e do gengibre, é incrivelmente saboroso e fácil de preparar. Também é fantástico para a sua saúde, pois a couve é fonte de cálcio, ácido fólico, ferro e potássio, além de diversos antioxidantes.

1 **Ferva o caldo** em uma caçarola ou em uma panela com cabo grande, em fogo alto. Acrescente a quinua, a couve, o gengibre e o alho. Não mexa. Tampe, diminua o fogo e cozinhe por 15 minutos. Retire do fogo e reserve, tampado, por 5 minutos.

2 **Misture o óleo** de gergelim, o vinagre, o mel e o shoyu em uma tigela pequena. Espalhe esse molho por cima da mistura de couve e quinua e mexa bem.

3 **Salpique as sementes** de gergelim. Sirva quente.

informações nutricionais por porção: 210 calorias; 50 calorias provenientes de gorduras; 6 g de gorduras totais; 1 g de gorduras saturadas; 10 mg de colesterol; 180 mg de sódio; 33 g de carboidratos; 4 g de fibras; 9 g de proteínas.

refogado de pimentão, abobrinha e trigo-sarraceno

rendimento: 8 porções

ingredientes

- 180 g de trigo-sarraceno pilado
- 2 colheres (sopa) de azeite extravirgem
- 750 ml de caldo de legumes ou galinha light
- 1 cebola roxa grande picada
- 2 dentes de alho grandes bem picados
- 1 pimentão vermelho grande picado
- 1 pimentão amarelo grande picado
- 1 abobrinha média cortada no sentido do comprimento e fatiada finamente
- 1 colher (chá) de orégano fresco bem picado, mais um pouco para guarnecer, se desejar
- sal marinho a gosto
- pimenta-do-reino moída na hora a gosto

grãos alternativos

Se você não gosta muito de trigo-sarraceno, experimente fazer a receita com semolina de trigo integral ou trigo para quibe.

Este refogado de dar água na boca é uma versão mais saudável do clássico arroz frito com vegetais. Ele é tão molhadinho que nada impede que seja moldado em porções individuais. Os pimentões desta receita fornecem 150% das suas necessidades diárias de vitamina C.

1 **Torre o trigo-sarraceno** em uma caçarola grande em fogo médio, mexendo sem parar, por 4 minutos ou até que ele fique bem perfumado. Acrescente 1 colher (sopa) de azeite e mexa bem. Adicione o caldo lentamente e deixe levantar fervura. Diminua o fogo, tampe e cozinhe por 10 minutos. Retire do fogo e mantenha tampado por 10 minutos.

2 **Esquente o restante do azeite** em uma caçarola antiaderente grande, em fogo médio. Refogue a cebola, o alho e os pimentões por 5 minutos. Acrescente a abobrinha e o orégano e refogue por mais 5 minutos, até que os vegetais fiquem macios.

3 **Acrescente o trigo-sarraceno** aos vegetais na caçarola e misture bem. Tempere com sal e pimenta a gosto. Se desejar, enfeite com as folhas de orégano.

informações nutricionais por porção: 180 calorias; 40 calorias provenientes de gorduras; 4,5 g de gorduras totais; 0,5 g de gorduras saturadas; 0 mg de colesterol; 280 mg de sódio; 29 g de carboidratos; 4 g de fibras; 6 g de proteínas.

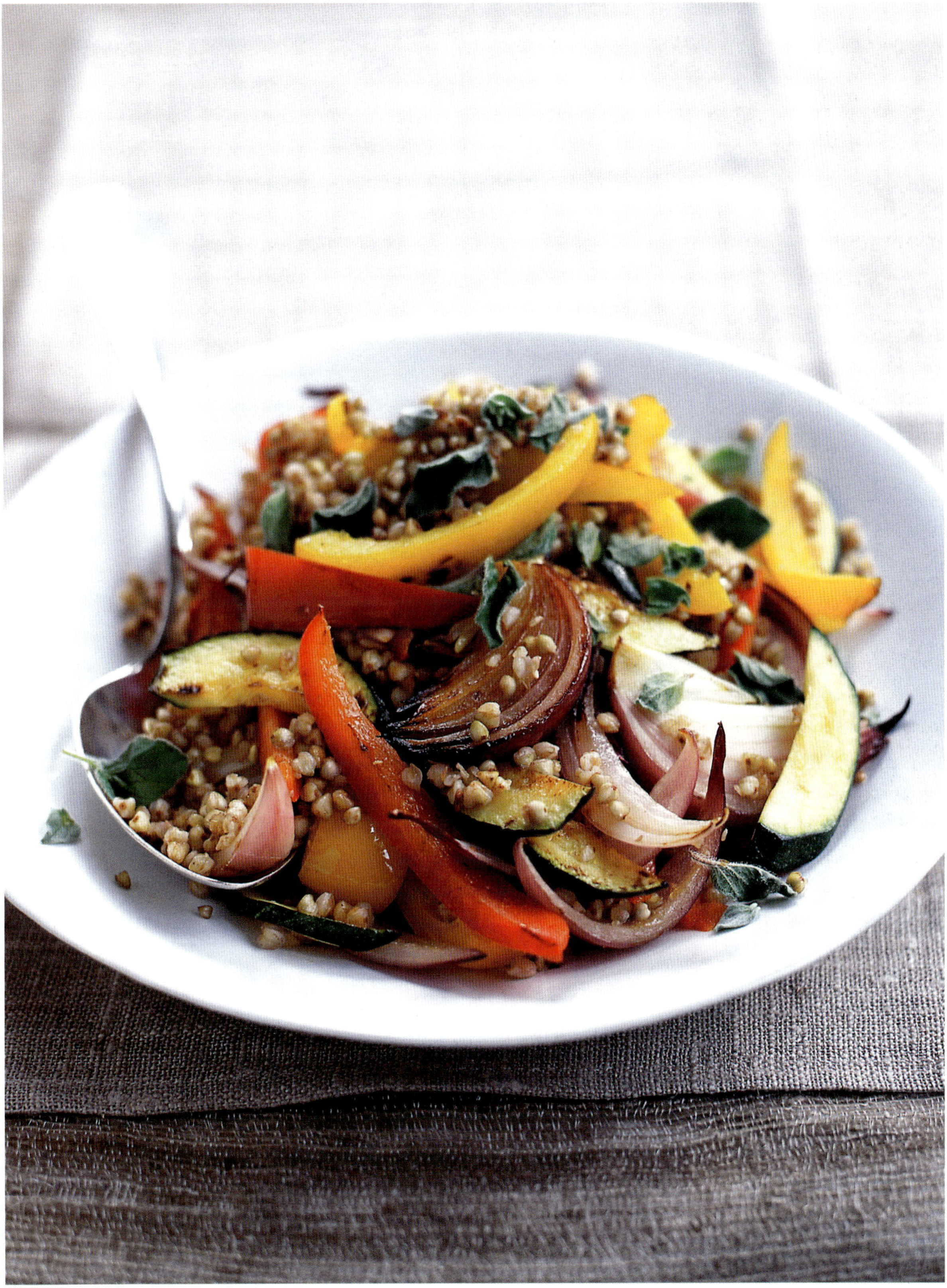

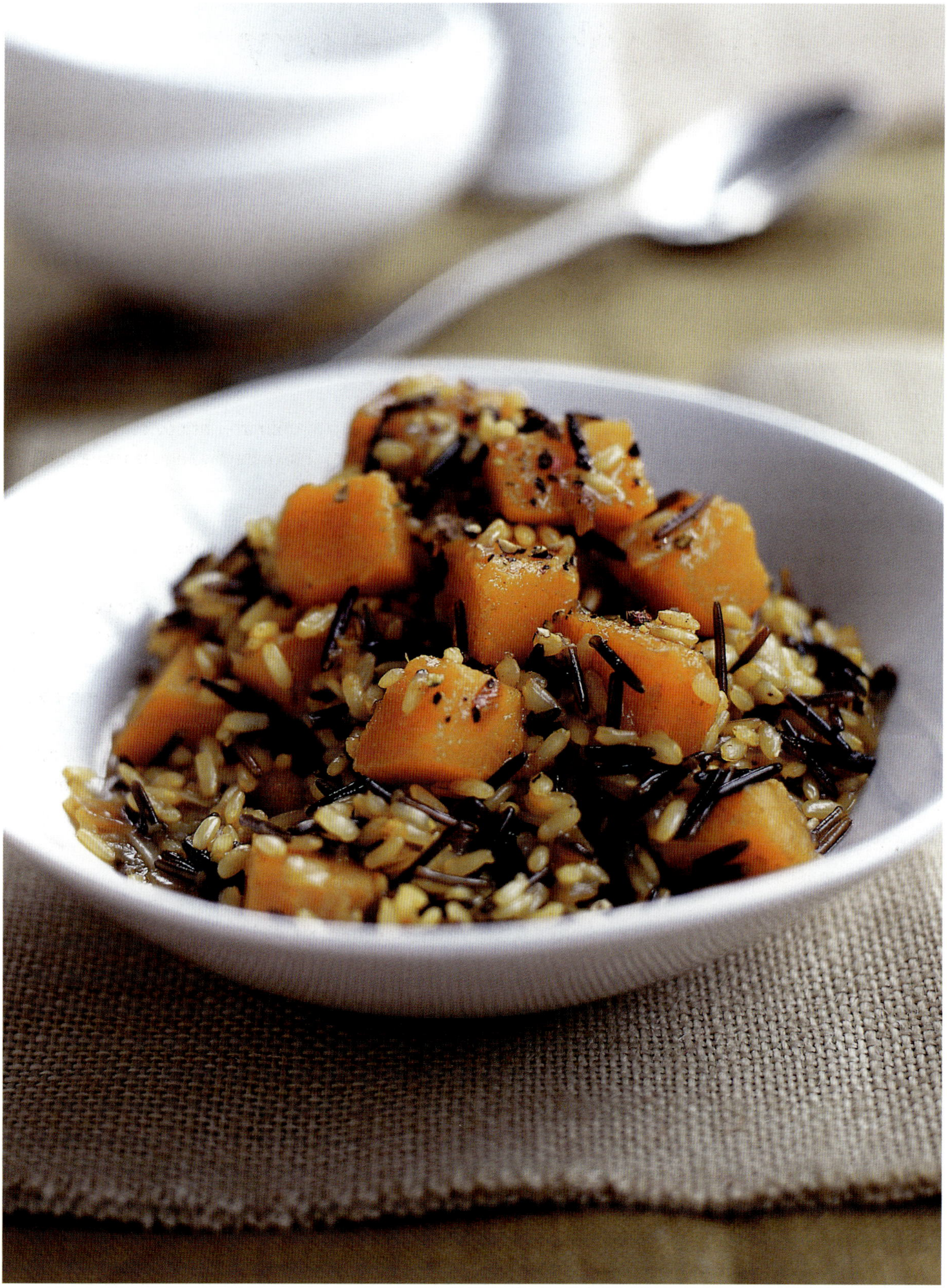

risoto de abóbora ao curry

rendimento: 6 porções

ingredientes

½ abóbora média descascada e sem sementes

1,5 litro de caldo de galinha light

1 colher (sopa) de azeite extravirgem

1 cebola média picada

200 g de arroz integral de grão longo

100 g de arroz selvagem

2 dentes de alho grandes bem picados

1 ½ colher (chá) de curry em pó

suco de limão a gosto

4 colheres (chá) de manteiga ou margarina sem sal (opcional)

grãos alternativos

Experimente usar somente arroz integral em vez de misturá-lo com o arroz selvagem.

Enquanto o risoto clássico é feito com arroz arbóreo, esta variação usa arroz integral e selvagem. Isto não apenas aumenta o conteúdo de fibras do prato, como supre a quantidade diária recomendada de vitamina A, fornecida pela abóbora. Experimente esta deliciosa receita de arroz como acompanhamento para frango grelhado, por exemplo.

1 **Corte a abóbora ao meio,** no sentido do comprimento. Remova a casca com um descascador de legumes e retire as sementes de apenas uma das metades. Corte em cubos.

2 **Ferva o caldo** em uma caçarola grande, em fogo médio.

3 **Aqueça o azeite** em uma panela grande, em fogo médio. Refogue a abóbora e a cebola por 8 minutos, ou até que fiquem levemente carameladas. Adicione o arroz integral e o arroz selvagem, o alho e o curry em pó e cozinhe, mexendo sem parar. Após 1 minuto diminua o fogo para médio. Acrescente, aos poucos, 125 ml do caldo fervente e deixe cozinhar, mexendo sempre, até que o caldo seja absorvido. Continue a cozinhar e adicione mais 125 ml do caldo aos poucos, mexendo sem parar. Repita o procedimento até que cada 125 ml adicionados sejam absorvidos antes de colocar mais. (Nota: o tempo de preparo do risoto é de cerca de 50 minutos.)

4 **Acrescente suco de limão** a gosto e cozinhe, mexendo, por 1 minuto. Se desejar, cubra cada porção com uma colher (chá) de manteiga. Sirva.

informações nutricionais por porção: 250 calorias; 30 calorias provenientes de gorduras; 3,5 g de gorduras totais; 0,5 g de gorduras saturadas; 0 mg de colesterol; 610 mg de sódio; 46 g de carboidratos; 4 g de fibras; 9 g de proteínas.

pão de milho americano

rendimento: 1 pão (20 fatias)

ingredientes

azeite para untar

115 g de margarina ou manteiga sem sal derretida

200 g de açúcar cristal

4 ovos grandes

4 colheres (sopa) de leite evaporado

300 g de milho verde fresco recém-cozido ou congelado

70 g de gouda ralado

140 g de fubá mimoso (para polenta)

140 g de farinha de trigo

1½ colher (sopa) de fermento em pó

½ colher (chá) de sal marinho

grãos alternativos

Experimente usar uma mistura de farinhas, como as de trigo integral, painço e amaranto ou trigo-sarraceno.

O pão de milho é um alimento tipicamente americano, principalmente nos estados do sul do país. Para apimentar essa receita suave, dê um toque mexicano com a adição da pimenta-jalapeña ou malagueta picada à mistura. Para evitar irritações na pele, use luvas de borracha ao manusear as pimentas.

1 **Preaqueça o forno** a 150°C. Unte levemente uma fôrma antiaderente de 22 x 32 cm com o azeite.

2 **Em uma tigela grande**, bata a margarina ou manteiga com o açúcar. Acrescente os ovos, um de cada vez, batendo. Misture com o leite evaporado, o milho verde e o queijo.

3 **Em uma tigela separada**, misture o fubá, a farinha, o fermento em pó e o sal. Junte com a primeira mistura e bata tudo até obter uma massa homogênea.

4 **Despeje a massa** na fôrma. Asse por 1 hora ou até que um palito inserido no pão saia limpo. (Nota: as sementes de milho verde se acumulam na parte inferior da massa quando o pão é assado.) Retire do forno e deixe esfriar.

informações nutricionais (1 fatia): 170 calorias; 60 calorias provenientes de gorduras; 7 g de gorduras totais; 4 g de gorduras saturadas; 60 mg de colesterol; 210 mg de sódio; 23 g de carboidratos; 1 g de fibras; 4 g de proteínas.

pão de centeio

rendimento: 2 pães (cerca de 12 fatias cada)

ingredientes

500 g de farinha de trigo, mais um pouco para abrir a massa

50 g de açúcar mascavo

2 sachês de fermento em pó

3 colheres (chá) de sementes de alcaravia

1½ colher (chá) de sal marinho

1 colher (chá) de casca de laranja ralada (opcional)

2 colheres (sopa) de óleo de canola

280 g de farinha de centeio

azeite para untar

1 gema de ovo

grãos alternativos

Experimente usar uma mistura de farinhas para preparar um pão de cereais ou ainda aumente a quantidade de farinha de centeio.

O pão de centeio é tão saudável e saboroso que deveria estar à mão em qualquer cozinha. Esta versão deliciosa é feita à moda antiga: não é necessário utilizar uma máquina de pão. Além disso, ela incorpora dois dos melhores ingredientes para pães do mundo – centeio e trigo.

1 **Em uma tigela grande,** misture 280 g de farinha de trigo, o açúcar mascavo, o fermento em pó (não dissolvido), 2 colheres (chá) de sementes de alcaravia, sal e, se desejar, as raspas de laranja. Acrescente gradualmente à mistura 475 ml de água quente e óleo e bata na batedeira, em velocidade média, por 2 minutos. Coloque 70 g de farinha de trigo e bata por mais 2 minutos em velocidade alta. Adicione a farinha de centeio e farinha de trigo o suficiente para amaciar a massa.

2 **Abra a massa** em uma superfície levemente enfarinhada por 8 minutos, ou até que ela fique elástica. Cubra e reserve por 10 minutos. Divida a massa em duas partes e molde cada metade no formato de um pão. Coloque-as em uma assadeira grande untada com azeite. Cubra com filme de PVC ou papel-alumínio untado com azeite, deixando uma folga, e espere a massa crescer em local quente e sem correntes de ar por 1 hora, período em que ela dobrará de tamanho.

3 **Preaqueça o forno** a 200°C. Com uma faca, faça 5 cortes no topo de cada pão. Bata a gema de ovo com 1 colher (sopa) de água fria em uma tigela pequena. Espalhe a mistura por cima dos pães. Salpique com o restante das sementes de alcaravia.

4 **Asse por cerca de 30 minutos,** até estar cozido. Retire os pães e deixe esfriar.

informações nutricionais (1 fatia): 120 calorias; 15 calorias provenientes de gorduras; 1,5 g de gorduras totais; 0 g de gorduras saturadas; 0 mg de colesterol; 150 mg de sódio; 23 g de carboidratos; 2 g de fibras; 3 g de proteínas.

pão de banana com painço e nozes

rendimento: 1 pão (cerca de 24 fatias finas)

ingredientes

115 g de manteiga sem sal derretida

200 g de açúcar cristal

2 ovos grandes batidos

140 g de farinha de trigo

100 g de farinha de trigo integral

1 colher (chá) de bicarbonato de sódio

1 pitada de sal marinho

100 g de painço

4 bananas grandes amassadas

2 colheres (chá) de essência de baunilha

45 g de nozes torradas picadas

azeite para untar

grãos alternativos

A aveia em flocos em lugar do painço proporciona uma textura mais macia ao pão.

Este pão de banana é bastante nutritivo para o café-da-manhã e doce o suficiente para ser servido como sobremesa. O painço atribui a esta receita molhadinha uma crocância única. O pão fica delicioso ao sair do forno, quentinho, coberto com geléia light.

1 **Preaqueça o forno** a 180°C. Em uma tigela grande, misture a manteiga e o açúcar na batedeira até formar um creme. Coloque os ovos batidos.

2 **Em uma tigela separada**, peneire as farinhas, o bicarbonato de sódio e o sal. Adicione os ingredientes secos peneirados à primeira mistura. Bata em velocidade baixa até que a mistura fique homogênea.

3 **Acrescente o painço**, as bananas amassadas, a essência de baunilha e as nozes à mistura e mexa.

4 **Unte uma fôrma** de pão antiaderente com um pouco de azeite. Despeje a mistura na fôrma. Asse por 1 hora e 10 minutos, ou até que um palito inserido no pão saia limpo. Retire e reserve até esfriar. Se desejar, congele-o inteiro ou parcialmente antes de cortá-lo.

informações nutricionais (1 fatia): 140 calorias; 45 calorias provenientes de gorduras; 5 g de gorduras totais; 2,5 g de gorduras saturadas; 30 mg de colesterol; 85 mg de sódio; 23 g de carboidratos; 1 g de fibras; 1 g de proteínas.

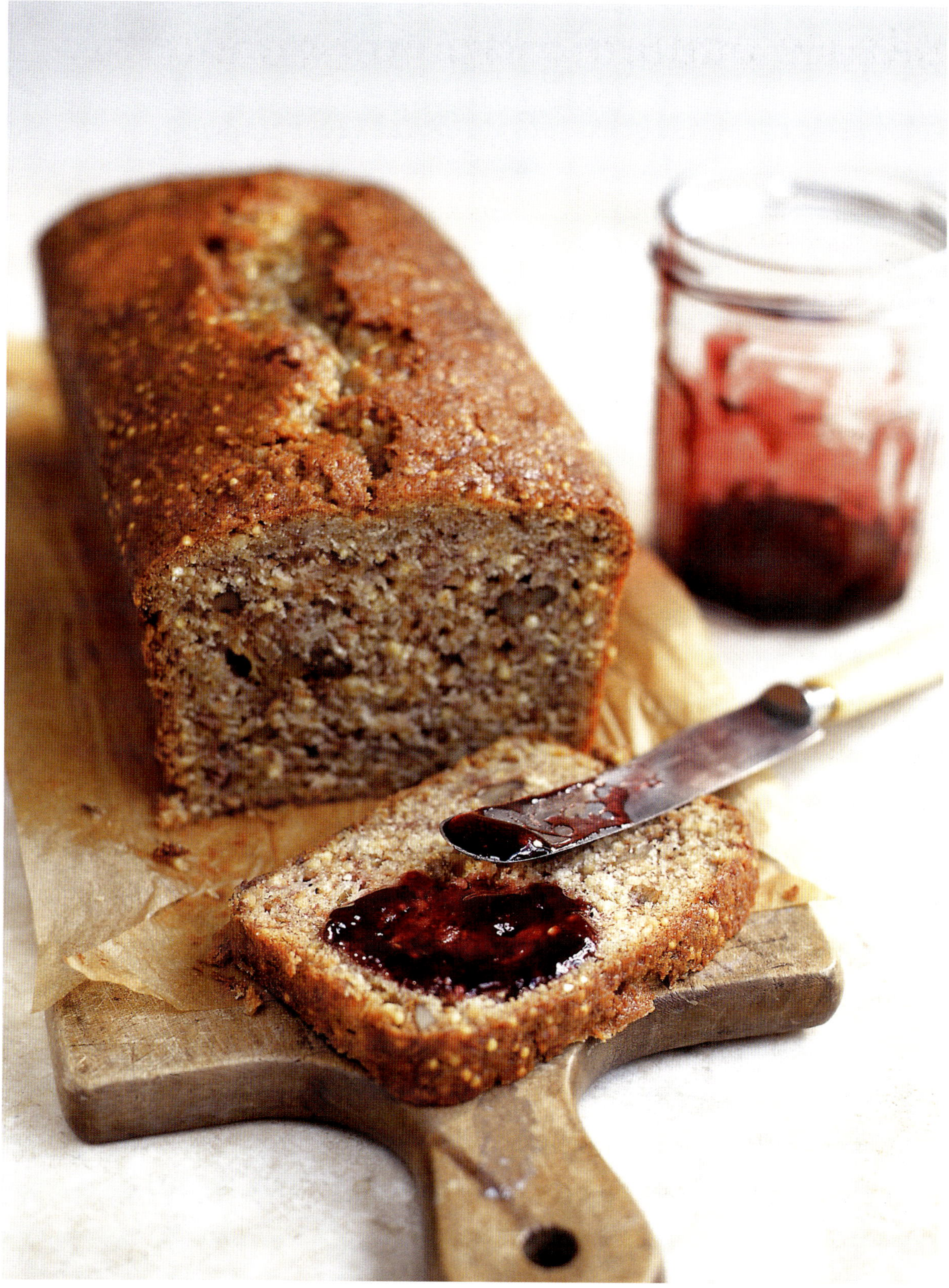

brownies de trigo-sarraceno com chocolate meio amargo

rendimento: 16 pedaços

ingredientes

azeite para untar
3 barras de chocolate amargo (de 100 g cada)
90 g de geléia de framboesa sem sementes
90 g de mel de laranjeira
1 ovo grande
2 gemas grandes
1 colher (chá) de sal marinho
1 pitada de canela (opcional)
1½ colher (chá) de essência de baunilha
70 g de farinha de trigo-sarraceno
45 g de amêndoas ou castanhas-do-pará picadas (opcional)

grãos alternativos

Esses brownies ficarão deliciosos com praticamente qualquer farinha integral.

Quando se trata de chocolate e saúde, quanto mais amargo melhor. Vá em frente e delicie-se com estes brownies de chocolate irresistíveis, tendo em mente que, além de saborosos, eles são muito saudáveis.

1 **Preaqueça o forno** a 180°C. Unte uma fôrma quadrada antiaderente de 20 cm com um pouco de azeite e reserve.

2 **Quebre o chocolate** em pedaços de 2,5 cm e coloque em uma tigela refratária média. Derreta o chocolate em uma panela para banho-maria (ou coloque a própria tigela refratária dentro de uma caçarola com água fervente). Retire do fogo.

3 **Misture** a geléia, o mel, o ovo, as gemas, o sal, a canela (se usar) e a essência de baunilha em uma tigela grande. Bata na batedeira até que a massa fique homogênea. Polvilhe farinha e bata novamente. Despeje o chocolate derretido aos poucos, mexendo constantemente. Espalhe a mistura na fôrma. Se desejar, salpique as amêndoas ou castanhas por cima, pressionando-as de leve.

4 **Asse por 22 minutos**, ou até que a massa fique elástica ao toque. Deixe esfriar e corte em quadrados.

informações nutricionais (1 brownie): 130 calorias; 50 calorias provenientes de gorduras; 6 g de gorduras totais; 3 g de gorduras saturadas; 15 mg de colesterol; 160 mg de sódio; 21 g de carboidratos; 2 g de fibras; 3 g de proteínas.

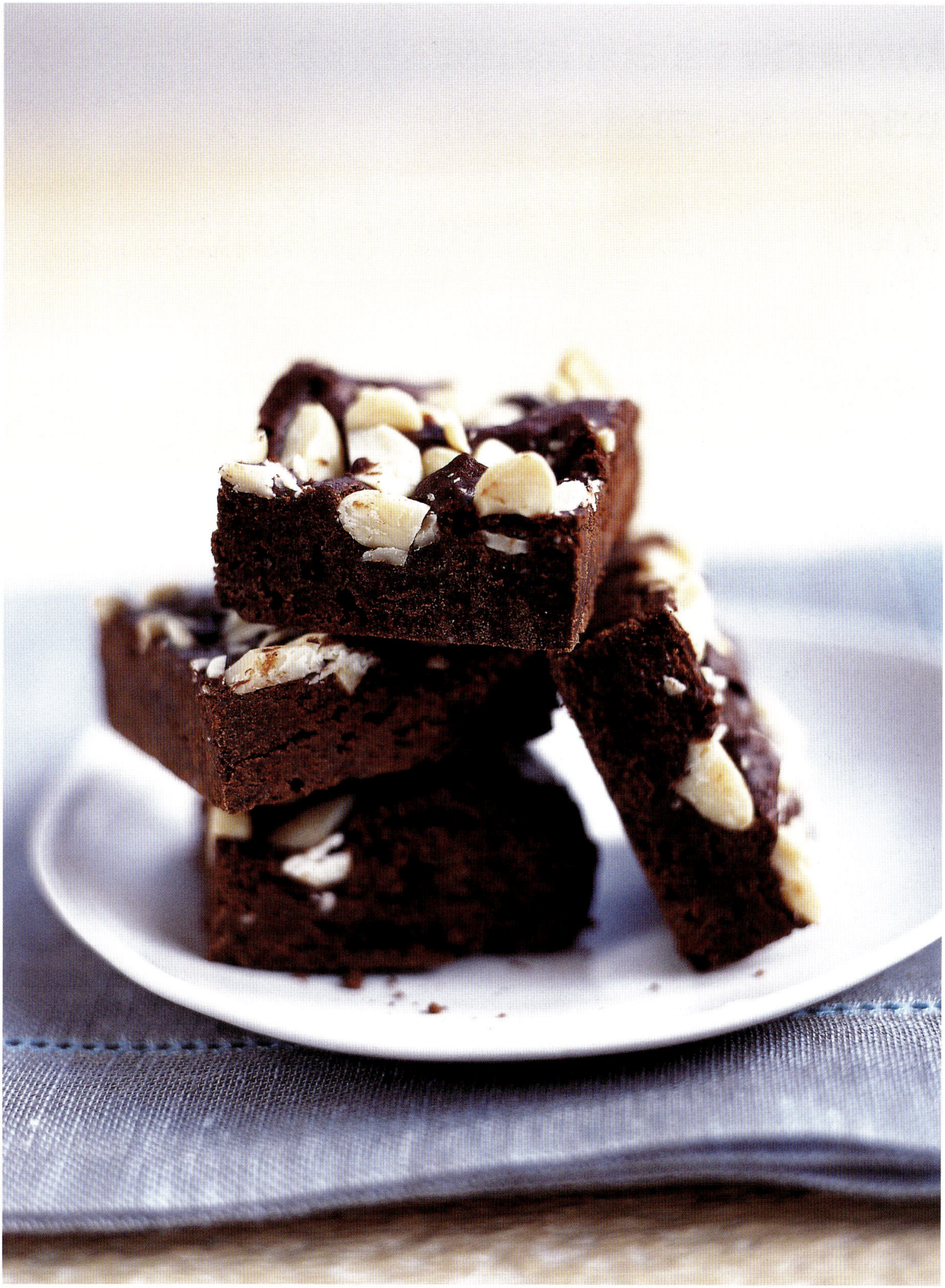

torta de chocolate e pasta de amendoim

rendimento: 10 fatias

ingredientes

1 pacote de 45 g de massa instantânea para pudim de chocolate (sem adição de açúcar ou gorduras)

360 ml de leite desnatado ou leite de soja

55 g de aveia em flocos

45 g de farinha de trigo

60 g de açúcar mascavo

1 colher (chá) de cacau em pó

¼ colher (chá) de fermento em pó

1 pitada de sal marinho

4 colheres (sopa) de margarina ou manteiga sem sal gelada cortada em pedaços

125 g de pasta de amendoim sem sal

3 colheres (sopa) de mel de laranjeira

grãos alternativos

Experimente preparar a torta com trigo-sarraceno ou outra farinha integral para uma receita mais saudável.

A combinação de chocolate e pasta de amendoim é uma delícia – os dois sabores se complementam perfeitamente. Esta torta reúne ambos em uma sobremesa deliciosa e ao mesmo tempo saudável.

1 **Bata a massa** para pudim com o leite em uma tigela média até que forme uma mistura homogênea. Leve à geladeira.

2 **Preaqueça o forno** a 180°C. Em uma tigela grande, misture a aveia, a farinha, o açúcar mascavo, o cacau, o fermento em pó e o sal com um garfo ou na batedeira até que a mistura fique homogênea. Acrescente a margarina ou manteiga e misture bem com o auxílio da batedeira ou na mão. Pressione a massa no fundo e nas laterais de uma fôrma antiaderente para tortas de 22 cm.

3 **Asse por 12 minutos** ou até ficar crocante. Retire do forno e reserve até esfriar.

4 **Misture a pasta** de amendoim e o mel em uma tigela grande até ficar homogêneo. Adicione o pudim e novamente bata tudo até que fique bem misturado. Despeje na massa de torta fria. Refrigere por pelo menos 1 hora antes de cortá-la em 10 fatias.

informações nutricionais (1 fatia): 230 calorias; 100 calorias provenientes de gorduras; 11 g de gorduras totais; 1,5 g de gorduras saturadas; 0 mg de colesterol; 170 mg de sódio; 26 g de carboidratos; 2 g de fibras; 6 g de proteínas.

pudim de arroz integral

rendimento: 6 porções

ingredientes

- 200 g de arroz integral de grão longo
- 240 ml de creme de leite light
- 1 ovo grande
- 2 gemas grandes
- 90 ml de suco de maçã sem açúcar
- 3 colheres (sopa) de açúcar mascavo
- 1 colher (chá) de essência de baunilha
- 45 g de uvas-passas
- 1 pau de canela
- 1 pitada de canela em pó

grãos alternativos

Prepare este prato delicioso com outros tipos de arroz ou uma mistura deles. Você pode usar também o creme de leite de soja, muito saudável.

O pudim de arroz é um prato clássico delicioso, que não precisa ser saboreado com culpa. Esta variação, feita com arroz integral e outros ingredientes saudáveis, é repleta de sabor – e nutrientes. Sirva com uma porção de frozen yogurt de baunilha e se delicie.

1 **Adicione o arroz** a 500 ml de água em uma caçarola pequena, em fogo alto e deixe levantar fervura. Tampe e diminua o fogo. Cozinhe por 55 minutos, ou até que o líquido seja absorvido. Retire do fogo. Reserve tampado por 5-10 minutos.

2 **Em uma caçarola média**, bata o creme de leite, o ovo, as gemas, o suco de maçã, o açúcar mascavo e a essência de baunilha. Misture as uvas-passas, o pau de canela e o arroz. Coloque em fogo médio/baixo e cozinhe, mexendo constantemente, por 8 minutos ou até engrossar.

3 **Retire o pau de canela**. Transfira o pudim para 6 tigelas pequenas ou fôrmas individuais. Salpique a canela em pó. Cubra cada porção com papel-manteiga. Resfrie por pelo menos 1 hora.

informações nutricionais por porção: 220 calorias; 15 calorias provenientes de gorduras; 2 g de gorduras totais; 0 g de gorduras saturadas; 35 mg de colesterol; 80 mg de sódio; 42 g de carboidratos; 1 g de fibras; 8 g de proteínas.

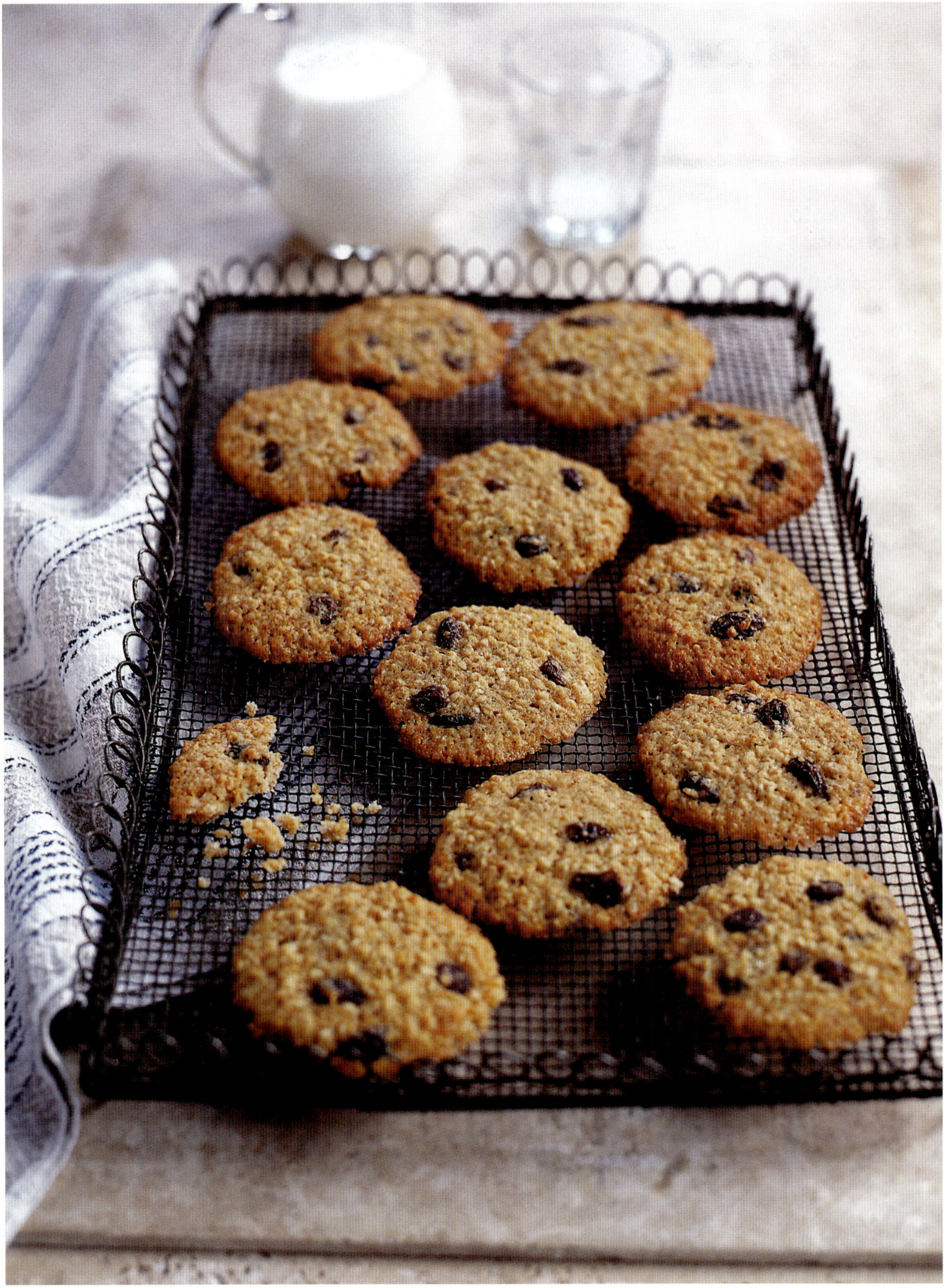

biscoitos de aveia e passas

rendimento: 24 biscoitos

ingredientes

- 8 colheres (sopa) de margarina ou manteiga sem sal
- 100 g de açúcar cristal
- 1 ovo grande
- 210 ml de chutney de maçã sem açúcar
- ½ colher (chá) de canela em pó
- 1½ colher (chá) de essência de baunilha
- 100 g de farinha de trigo
- 2 colheres (sopa) de germe de trigo cru
- 1 colher (chá) de bicarbonato de sódio
- 1 pitada de sal marinho
- 85 g de aveia em flocos
- 55 g de uvas-passas

grãos alternativos

Experimente misturar a farinha de trigo com uma farinha integral de sua escolha para obter mais benefícios dos grãos integrais.

Perfume a sua casa com o aroma divino desses biscoitos deliciosos. Eles possuem um equilíbrio perfeito entre a crocância e os sabores da aveia, das uvas-passas e da canela, além de serem extremamente saudáveis.

1 **Preaqueça o forno** a 180°C. Bata a margarina ou manteiga com o açúcar na batedeira até ficar cremoso. Acrescente o ovo e bata bem. Adicione o chutney de maçã, a canela e a baunilha e misture bastante.

2 **Em uma tigela**, misture a farinha, o germe de trigo, o bicarbonato de sódio e o sal. Junte com a primeira mistura, adicione a aveia e as uvas e mexa.

3 **Despeje algumas** colheres da massa em fôrmas arredondadas sobre uma folha de papel-manteiga ou em fôrma antiaderente.

4 **Asse por 12 minutos** ou até que os biscoitos fiquem flexíveis ao toque. Deixe esfriar por 1 minuto, retire da fôrma e reserve até que esfriem completamente.

informações nutricionais (2 biscoitos): 190 calorias; 80 calorias provenientes de gorduras; 9 g de gorduras totais; 1,5 g de gorduras saturadas; 20 mg de colesterol; 160 mg de sódio; 26 g de carboidratos; 1 g de fibras; 3 g de proteínas.

crocante de pêra com avelãs

rendimento: 6 porções

ingredientes

4 peras médias bem maduras, descascadas e sem caroço, em fatias bem finas

2 colheres (sopa) de açúcar mascavo

1 colher (sopa) de farinha de trigo

¼ colher (chá) de canela em pó

Cobertura:

45 g de aveia em flocos

45 g de avelãs torradas e picadas

2 colheres (sopa) de açúcar mascavo

2 colheres (sopa) de margarina ou manteiga sem sal derretida

1 pitada de canela em pó

grãos alternativos

Para ficar mais crocante, acrescente uma pitada de germe de trigo à cobertura. Você pode substituir as avelãs por castanhas-do-pará – fica uma delícia.

Deliciosa o ano todo, esta sobremesa saudável também fica ótima com pêssegos e cerejas (ou outra combinação de frutas de sua preferência). Coberto com aveia, rico em fibras, e generosamente carregado de peras, este prato pode ser saboreado com uma bola de frozen yogurt de baunilha.

1 **Preaqueça o forno** a 200°C. Coloque as peras e 3 colheres (sopa) de água em uma tigela grande. Acrescente o açúcar mascavo, a farinha e a canela e mexa até que as fatias de pêra fiquem uniformemente besuntadas.

2 **Despeje tudo em uma** assadeira antiaderente redonda de 20 cm.

3 **Para preparar a** cobertura, misture a aveia, as avelãs, o açúcar mascavo, a margarina ou manteiga e a canela em uma tigela média. Continue a mexer até que a mistura fique homogênea. Distribua uniformemente sobre as peras.

4 **Asse por 20 minutos** ou até que as peras estejam macias e a cobertura, crocante. Sirva quente. Se desejar, complete a sobremesa com uma bola de frozen yogurt de baunilha.

informações nutricionais por porção: 180 calorias; 70 calorias provenientes de gorduras; 7 g de gorduras totais; 1 g de gorduras saturadas; 0 mg de colesterol; 0 mg de sódio; 29 g de carboidratos; 4 g de fibras; 2 g de proteínas.

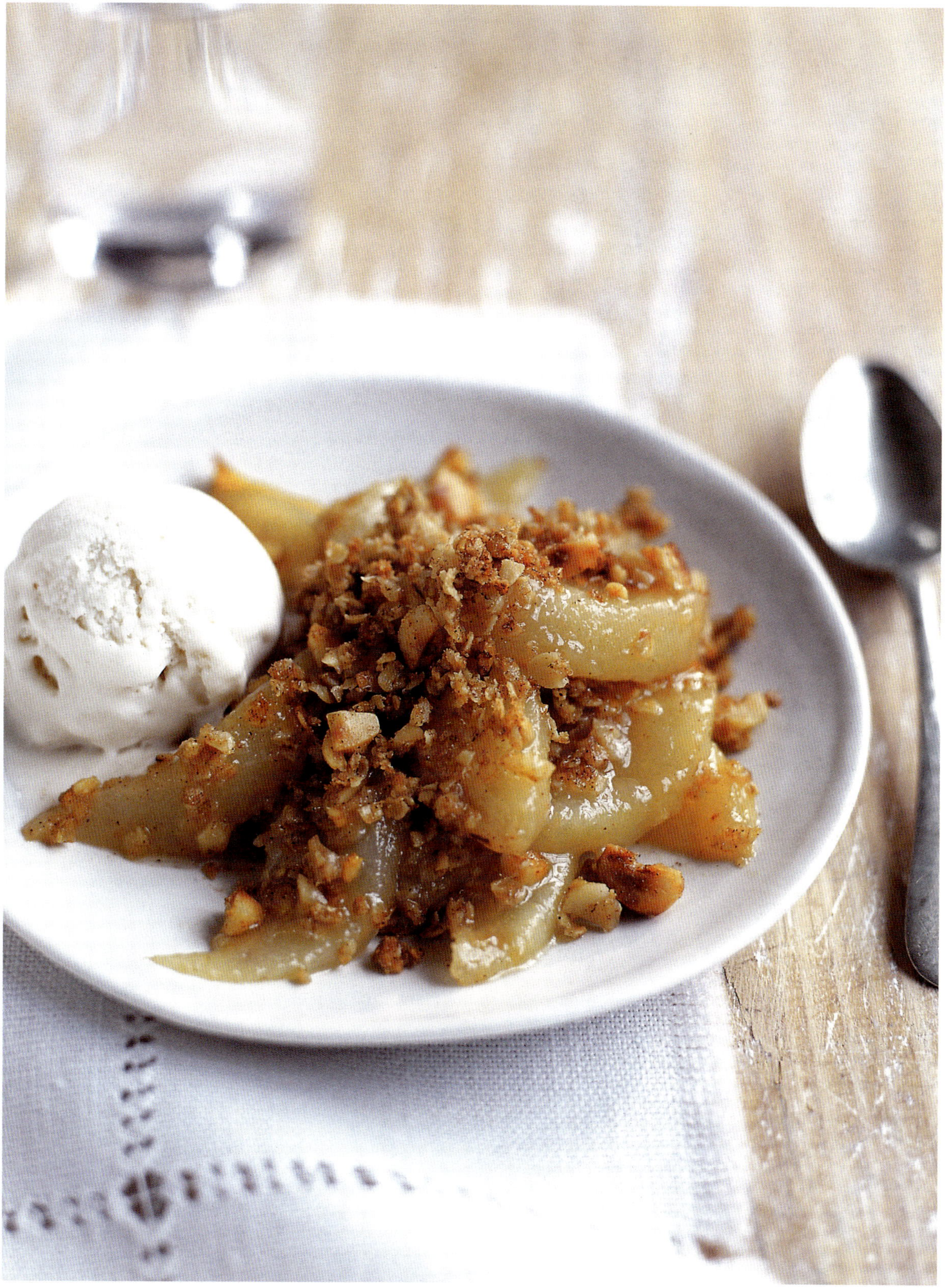

DICAS RÁPIDAS

Existe uma grande variedade de opções integrais disponíveis para o café-da-manhã, como mingaus, torradas e panquecas de trigo-sarraceno.

•

Os acompanhamentos oferecidos nos restaurantes são uma ótima forma de elevar o seu consumo de grãos integrais.

•

Peça arroz integral em vez do arroz branco comum quando for a restaurantes chineses, indianos, tailandeses e japoneses.

•

Uma boa maneira de consumir grãos integrais fora de casa é optar pelos restaurantes vegetarianos.

•

Tomar sopas é uma ótima forma de inserir grãos integrais na dieta.

•

Substitua o pão francês pelos pães feitos com trigo integral e centeio.

comendo fora

Ao contrário das comidas feitas em casa, as refeições dos restaurantes não vêm com uma lista de ingredientes, por isso fica difícil saber o que estamos ingerindo exatamente. Assim, algumas estratégias podem ajudá-lo a encontrar opções de grãos integrais ao comer fora.

1 **Comece o dia corretamente.** Se você gosta de tomar o café-da-manhã fora de casa, aproveite todas as opções de grãos integrais disponíveis. Um mingau de cereais é uma ótima escolha – peça que seja preparado com leite desnatado e uvas-passas em vez de açúcar. Outras boas opções incluem torrada integral feita, por exemplo, de trigo integral ou centeio, cereais integrais e panquecas de trigo-sarraceno. Não abuse de manteiga, geléias e melado para não exagerar nas calorias. Lembre-se: embora alguns produtos de padaria tenham a indicação "light" na embalagem, isso não quer dizer que sejam livres de calorias. Portanto, não se esqueça de comer em pequenas quantidades.

2 **Os acompanhamentos** são uma boa forma de consumir mais grãos integrais ao comer fora. Muitos restaurantes oferecem uma variedade maior de acompanhamentos baseados em grãos saudáveis e interessantes. Experimente a quinua, o arroz selvagem, o arroz integral, a cevadinha e o tabule, que é feito com trigo para quibe. O milho na espiga (sem manteiga) também é uma boa opção.

3 **Restaurantes chineses, indianos, tailandeses e japoneses** oferecem cada vez mais opções de grãos integrais. Peça arroz integral em vez do tradicional arroz branco. Nos restaurantes japoneses, experimente o macarrão soba, feito com trigo-sarraceno.

4 **Restaurantes vegetarianos** costumam incorporar grãos de forma criativa e saborosa. Mesmo que você não seja vegetariano, considere as opções vegetarianas.

5 **Dê preferência às sopas**. Elas são outra boa maneira de acrescentar grãos integrais à sua dieta. Prefira caldos a sopas cremosas, com muitos legumes e grãos integrais, como cevadinha e arroz selvagem.

comer bem no dia-a-dia

Estar sobrecarregado no trabalho, viajando ou na rua a caminho de casa – nada disso justifica deixar de se alimentar de forma saudável. Nesta vida cada vez mais agitada, é fácil apelar para chocolates ou salgadinhos de fácil acesso, porém nada saudáveis. As dicas abaixo podem ajudá-lo a se alimentar bem mesmo dispondo de pouco tempo para comer.

1 **Não pule o café-da-manhã.** Estudos mostram que pessoas que fizeram dietas bem-sucedidas tomam café-da-manhã. Uma pesquisa também mostrou que quem toma café-da-manhã come menos no almoço e no jantar. Quando estiver com pressa pela manhã, coma uma barrinha de cereal integral. Prepare a receita de Muffins de banana, nozes e farelo de aveia (*ver pp. 88-9*) com antecedência e saboreie um delicioso café-da-manhã.

2 **Não tem tempo para almoçar?** Uma alimentação saudável é ainda mais importante quando se tenta administrar a falta de tempo, pois ajuda o organismo a suportar o estresse. Para economizar tempo e dinheiro, prepare as receitas de grãos integrais na noite anterior e deixe-as na geladeira do escritório. Uma ótima forma de saborear grãos integrais no almoço é adicioná-los a um lanche como o Sanduíche de atum e quinua no pão de trigo integral (*ver p. 111*) ou preparar uma das muitas receitas de salada. Para uma opção ainda mais rápida, acrescente algumas colheres (sopa) de grãos crus (duas porções equivalem a 200 g de grãos cozidos) à sua salada verde.

3 **Experimente.** Cada vez mais restaurantes, cafés e lanchonetes oferecem pães, enrolados, massas e saladas com grãos integrais. Procure por restaurantes que sirvam comida vegetariana ou lojas de produtos naturais.

4 **Fique de olho nas porções** ao se servir no bufê de saladas ou ao pedir sanduíches. Se o sanduíche for um exagero, divida-o com outra pessoa. A maioria das saladas preparadas já vem com molho, portanto evite colocar mais molhos prontos para não exagerar nas calorias.

5 **Não tenha medo de sugerir.** Se você costuma comer em lugares que não oferecem grãos integrais, não se acanhe em pedir que eles passem a servi-los. Os restaurantes e lanchonetes estão ficando quase tão conscientes da importância de uma alimentação saudável quanto os consumidores, e é uma prática comum procurar atender aos pedidos dos clientes.

DICAS RÁPIDAS

Não passe o café-da-manhã em branco. Se não tiver tempo, experimente as barrinhas ou muffins de cereais integrais.

•

Prepare as receitas de grão integral na noite anterior e deixe-as na geladeira do escritório.

•

Conheça novidades. Vá a lugares com cardápio vegetariano ou a lojas de produtos naturais para ter mais opções de grãos integrais na hora do almoço.

•

Fique atento aos tamanhos das porções, especialmente nos restaurantes *self-service*. Se o sanduíche for muito grande, divida-o com alguém ou coma metade e guarde o restante.

•

Não tenha medo de sugerir às lanchonetes, cafeterias e restaurantes que você freqüenta que ofereçam grãos integrais como opção.

locais de compra e informações úteis

Nas principais cidades brasileiras, um dos melhores lugares para encontrar os mais variados produtos é o Mercado Municipal, às vezes conhecido como Mercado Público ou Mercado Central. Você pode comprar grãos diversos, ervas aromáticas e especiarias exóticas, legumes, verduras, frutas especiais, carnes e peixes frescos. Outra dica é freqüentar restaurantes vegetarianos ou veganos, que quase sempre contam com um pequeno empório de produtos naturais. Alguns desses alimentos também podem ser encontrados nas seções de dietéticos e de orgânicos dos grandes supermercados. Além disso, você pode consultar a internet e procurar por sites de venda desses produtos (sites consultados em 05/05/2008).

Redes

Mundo Verde
www.mundoverde.com.br

Pão de Açúcar
www.paodeacucar.com.br

Fabricantes

Os sites abaixo também contêm receitas.

Mãe Terra
www.maeterra.com.br

Natu's
www.natus.com.br

Superbom
www.superbom.com.br

Vitao
www.vitao.com.br

Sites de referência

Produtos sem glúten

Cia. sem Trigo
www.ciasemtrigo.com.br

Sem glúten
www.semgluten.com.br

Zero Glúten
www.zerogluten.com.br

Veganismo e vegetarianismo

Guia Vegano
www.guiavegano.com.br

Vida Vegetariana
www.vidavegetariana.com

Diabetes

Sociedade Brasileira de Diabetes
www.diabetes.org.br

Endereços

São Paulo

Alternativa – Casa do Natural
R. Fradique Coutinho, 910
Vila Madalena
Tel. (11) 3816-0706
www.alternativacasadonatural.com.br

Lar Vegetariano Vegan – restaurante e pizzaria
R. Domingos Rodrigues, 423
Lapa
Tel. (11) 3835-2490
www.larvegetarianovegan.com.br

Vegethus
Rua Padre Machado, 51
Vila Mariana
Tel. (11) 5539-3635
www.vegethus.com.br

Rio de Janeiro
Cobal Leblon
Tel. (21) 2259-0836

Mundo Verde
Rua Conde de Bonfim, 512 C
Tijuca
Tel. (21) 3502-1302

Vegecoop – Cooperativa Vegetariana
Rua Pedro I, 7 – 6º andar
Centro
Tel. (21) 2262-3380

Belo Horizonte
Bio Natural
Rua Curvelo, 72
Floresta
Tel. (31) 3213-3089

Mandala
Rua Cláudio Manoel, 875
Funcionários
Tel. (31) 3261-7056

Naturalmente
Rua Rio de Janeiro, 1297
Centro
Tel. (31) 3213-7029

Brasília
Boa Saúde
Av. W3 Norte, Quadra 702
Ed. Rádio Center – loja 128 (térreo)
Tel. (61) 3328-1459

Flor de Lótus
102 Norte – Bloco A
Tel. (61) 3326-9763

Manaus
Chapaty
Rua Saldanha Marinho, 648
Centro
Tel. (92) 3233-3107 ou 3233-7610

Salvador
Grão de Arroz
Rua Coqueiro da Piedade, 88
Barris
Tel. (71) 3328-2157

Manjericão
Rua Fonte do Boi, 3B
Rio Vermelho
Tel. (71) 3335-5641

Porto Alegre
Fonte do Sul
Av. José Bonifácio, 593
Bonfim
Tel. (51) 3331-2331

Restaurante Lubnnan
Av. Cristóvão Colombo, 727
Tel. (51) 3212-0520

Recife
Casa do Naturista
Rua 24 de Maio, 90 – São José
Tel. (81) 3224-2941 ou 3225-0758

índice

Os números em negrito indicam as páginas dos verbetes principais. Os verbetes dos grãos incluem descrições e tipos à venda, sua história, informação nutricional e preparo. Os números em itálico indicam páginas com receitas, normalmente associadas ao principal grão usado em cada uma.

agradecimentos

agradecimentos dos autores

Gostaríamos de agradecer à equipe editorial da DK – Carl Raymond, Anja Schmidt, Shannon Beatty, Helen Murray e Penny Warren – por nos ajudar a tornar realidade *A Dieta Milagrosa dos Grãos*. Agradecemos também à equipe de arte da DK: Vicky Read, Anne Fisher e Marianne Markham.

Nosso muito obrigado à BBC, à TLC e à Discovery Communications por selecionarem a doutora Lisa Hark como apresentadora do programa *Honey We're Killing the Kids* nos Estados Unidos.

Por fim, gostaríamos de agradecer à nossa agente Beth Shepard por seu grande entusiasmo em relação a este projeto: ela se dedicou inteiramente e fez as coisas acontecerem. Muito obrigado por acreditar em nós, nos escutar com tanta atenção e nos apoiar e encorajar em todos os momentos.

agradecimentos da editora

A Dorling Kindersley agradece os seguintes colaboradores: Kate Whitaker, pelas fotografias maravilhosas; Luis Peral, pela direção de arte inspirada; Sarah Tildesley, por fazer as receitas parecerem maravilhosas; Penny Markham, pela produção de objetos; Kathy Steer, pelo trabalho maravilhoso relativo às receitas; e Sue Bosanko, por preparar o índice em tão pouco tempo e com tão pouco espaço para texto. Agradecemos também à especialista em grãos Cynthia Harriman pela revisão técnica do conteúdo.

créditos das imagens

A editora agradece às seguintes empresas pela permissão de reprodução de suas fotografias: p. 40, Cephas Picture Library: Dario Fusaro; p. 56, Still Pictures: Sean Sprague; p. 58, Alamy Images: Stefan Auth; p. 59, Arco Images.

Pesquisa iconográfica: Martin Copeland.

sobre os autores

Lisa Hark é nutricionista renomada com mais de 20 anos de experiência em aconselhamento nutricional e promoção dos benefícios da alimentação saudável para crianças e adultos. Diretora do Nutrition Education and Prevention Programme da Faculdade de Medicina da Universidade da Pensilvânia, destaca-se como orientadora de alunos de medicina e médicos. A doutora Hark é co-autora de *Nutrition for Life*.

Darwin Deen é médico renomado que estuda e ensina nutrição há quase 30 anos. É diretor do Departamento de Ensino de Medicina do Albert Einstein College of Medicine, onde ensina medicina familiar, alterações de comportamento e nutrição a alunos e médicos em treinamento. O doutor Deen é co-autor de *Nutrition for Life* e *The Complete Guide to Nutrition in Primary Care*.